Travail du Laboratoire de Radiologie médicale du Dr BÉCLÈRE

LE RADIODIAGNOSTIC,

DES

AFFECTIONS DU FOIE

PAR

Le Docteur Henri BÉCLÈRE

Ancien externe des Hôpitaux de Paris.
Préparateur adjoint d'histologie à la Faculté de Médecine.
Chef du laboratoire d'anatomie pathologique du Dr Béclère à l'Hôpital St-Antoine.

———— ✕ ————

PARIS

G. STEINHEIL, ÉDITEUR

2, RUE CASIMIR-DELAVIGNE, 2

1910

LE RADIODIAGNOSTIC

DES

AFFECTIONS DU FOIE

DU MÊME AUTEUR

Le radium et la radio-activité en Saône-et-Loire.
XVIIe bulletin de la Société d'histoire naturelle d'Autun. Séance
du 9 avril 1905.

**Ostéo-sarcome de l'avant-bras. Radiographie après
injection des artères** (avec M. NANDROT). *Société anato-
mique*, 1906.

**Procédé d'injection pour l'étude röntgenographique des
pièces anatomiques** (avec M. BELOT). *Journal belge de
radiologie*, 1907.

**Le réglage à distance et le réglage automatique des
ampoules à osmo-régulateur** (avec M. MAINGOT). *Archives
d'électricité médicale*, 1908.

**Utilisation du courant secondaire du transformateur
pour le réglage automatique des ampoules à osmo-
régulateur** (avec M. MAINGOT). *Bulletins et mémoires de la
Société de radiologie médicale de Paris*, 1909.

Évolution du mégaloblaste dans la leucémie myéloïde.
Communication à la Société de biologie, séance du 3 avril 1909.

**Mégaloblastes, normoblastes, pycnoblastes, leurs rap-
ports et leur évolution dans la leucémie myéloïde
chronique.** *Archives des maladies du cœur, des vaisseaux et
du sang*, 2e année, n° 6.

**Variations leucocytaires dans la leucémie myéloïde
sous l'influence des rayons de Röntgen. — Rapport
de sensibilité des différents éléments à l'action de
ces rayons. — Echelle de sensibilité** (avec M. H. BUL-
LIARD). *Bulletins et mémoires de la Société de radiologie médicale de Paris*, 1909.

LE RADIODIAGNOSTIC

DES

AFFECTIONS DU FOIE

PAR

Le Docteur Henri BÉCLÈRE

Ancien externe des Hôpitaux de Paris.
Préparateur adjoint d'histologie à la Faculté de Médecine.
Chef du laboratoire d'anatomie pathologique du Dr Béclère à l'Hôpital St-Antoine.

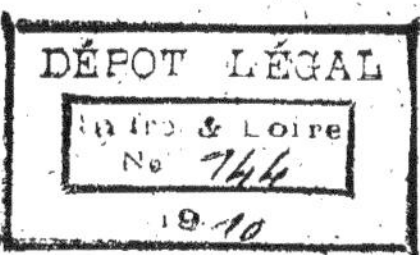

PARIS

G. STEINHEIL, ÉDITEUR

2, RUE CASIMIR-DELAVIGNE, 2

—

1910

A MON PÈRE ET A MA MÈRE

A M. le Docteur Henri GIRAUD, de Buxy (S.-et-L.)

A MON PRÉSIDENT DE THÈSE

M. le Professeur CHAUFFARD

MÉDECIN DE L'HÔPITAL COCHIN
MEMBRE DE L'ACADÉMIE DE MÉDECINE
CHEVALIER DE LA LÉGION D'HONNEUR

A M. le Docteur BÉCLÈRE

MÉDECIN DE L'HÔPITAL SAINT-ANTOINE
MEMBRE DE L'ACADÉMIE DE MÉDECINE

A MES MAITRES DANS LES HOPITAUX

MM. LE NOIR, WALTHER, BÉCLÈRE

Dans les services desquels mon externat me laisse un souvenir particulièrement agréable. Je les remercie de l'enseignement fructueux qu'ils m'ont donné avec tant de bienveillance.

A MM. LUCAS-CHAMPIONNIÈRE, GILBERT, CARNOT, JOUSSET, DOLÉRIS, RIST.

A MES MAITRES DANS LE LABORATOIRE D'HISTOLOGIE
DE LA FACULTÉ DE MÉDECINE

M. le Professeur PRENANT

En témoignage de reconnaissance pour l'accueil qu'il m'a fait au laboratoire d'histologie et pour l'encouragement qu'il a bien voulu me donner en maintes circonstances.

MM. RETTERER, LAUNOIS, MULON, BRANCA

A MES AMIS

En particulier à mon excellent ami le Dr G. MAINGOT que je remercie vivement pour sa précieuse collaboration.

A MES COLLÈGUES DE LA FACULTÉ

MM. AIMÉ, CHAMPY, de KERVILY, LADEN, BULLIARD, PICARD, CLAUDE, LELIÈVRE, BOBEAU

INTRODUCTION

Aucun travail d'ensemble n'a paru sur le radiodiagnostic des lésions du foie. C'est un contraste
frappant avec l'ancienneté relative des monogra-
phies visant l'exploration radiologique du squelette,
du thorax, de l'appareil urinaire et de l'estomac.

. En fait de pathologie hépatique, les services
rendus par les rayons X étaient hier encore assez
limités, car la face inférieure du foie échappait à
toute investigation radiologique.

Grâce à des perfectionnements que je vais faire
connaître, la face inférieure du foie est accessible
au radiodiagnostic : l'exploration radiologique du
foie s'impose en clinique journalière au même titre
que celle du thorax.

Laissant de côté la lithiase biliaire qui a fait ré-
cemment l'objet (20) d'un travail spécial, je vais
montrer l'importance de l'exploration radiologique
du foie. Je commencerai par quelques considérations générales sur la façon dont se présente la région hépatique à l'exploration radiologique et sur

l'enchaînement des progrès réalisés. Puis j'exposerai des notions anatomiques utiles à l'intelligence des radiogrammes. Ces descriptions générales ou théoriques précèdent les applications pratiques.

Ces dernières comprennent : d'une part, la description des appareils indispensables en radiologie hépatique et d'autre part les résultats de leur mise en service, c'est-à-dire les données de l'exploration radiologique du foie en clinique humaine.

La vulgarisation de l'exploration radiologique du foie s'impose à cause de son importance. C'est chose surprenante de lire dans un travail d'ailleurs remarquable et tout dernièrement édité (18) une opinion si peu en harmonie avec les perfections apportées à l'exploration hépatique par les rayons de Röntgen : « Reste une dernière méthode qui dans certains cas, malheureusement trop limités, vous fournira des renseignements précieux, je veux parler de la radioscopie. Elle ne vous sera d'aucun secours pour délimiter le bord inférieur, elle ne pourra pas plus que la radiographie vous indiquer l'existence et le siège d'un calcul biliaire, mais elle vous montrera nettement le trajet du bord supérieur du foie. Vous verrez sur l'écran le diaphragme abaissé ou au contraire élevé ; vous vous rendrez compte des augmentations de volume de la glande qui se font vers le thorax et des déformations du bord supérieur. »

Le reste de l'ouvrage est muet sur le radiodiagnostic !

La vulgarisation de l'exploration radiologique du foie doit être féconde en conséquences thérapeutiques. Au début de ma carrière médicale, je ne saurais trop me réjouir de faire œuvre utile aux malades. A ce titre, je remercie vivement le Maître aimé qui me conseilla cette thèse. Beaucoup d'autres raisons me pousseraient à lui dire mon affectueuse reconnaissance, car l'enseignement qu'il m'a donné avec tant d'amitié a ajouté entre nous de nouveaux liens à ceux de la parenté.

Puisse ma spécialisation qui va commencer faire preuve du souvenir des qualités dont j'ai eu tant d'exemples !

Puisse ce travail, qui ne vaut à vrai dire que par ce qu'il emprunte, avoir encore assez de mérite pour me permettre de le dédier à mon cousin, en témoignage de profonde et respectueuse reconnaissance!

CHAPITRE PREMIER

CONSIDÉRATIONS GÉNÉRALES
ET HISTORIQUES

Les rayons de Röntgen sont invisibles, il est
nécessaire de révéler leur existence à l'aide d'intermédiaires qui jouent le rôle de récepteurs. Ces récepteurs transforment l'énergie radiante ; dans
certaines limites ils en expriment l'intensité. Deux
surtout sont à retenir en pratique : le platino-cyanure de baryum et les émulsions de sels d'argent.
Le platino-cyanure de baryum soumis aux rayons X
émet une belle fluorescence qui disparaît avec l'excitant. Les sels d'argent subissent une altération mo-
léculaire : les plaques photographiques irradiées sont
réduites par le révélateur photographique. Étendu en
couche mince, le platino-cyanure de baryum consti-
tue l'écran radioscopique. C'est sur cet écran qu'il est
loisible de faire apparaître une multitude d'images
explorant les organes sous les incidences les plus
diverses. La radioscopie ajoute à l'avantage de ses
innombrables perspectives celle de laisser voir les
mouvements vitaux : le jeu des articulations, les

battements du cœur, les incursions du diaphragme,
le péristaltisme gastro-intestinal, etc.

Par opposition à la radioscopie qui ne laisse
persister aucun mouvement objectif, la radiographie
fournit des images durables. On choisit par exemple
la vue la plus intéressante apparue sur l'écran fluorescent et l'on met à profit la sensibilité des sels
d'argent pour en obtenir la reproduction à l'aide
des rayons de Röntgen.

La radiographie comme la vue photographique
d'un paysage intervient pour graver le souvenir
d'un détail ou d'un ensemble précédemment étudié
par la radioscopie.

Quand elle est possible, la radiographie présente
aussi l'avantage de montrer des détails qui échapperaient sans elle.

En fait d'exploration hépatique, contrairement à
ce qui se passe pour le squelette, la radioscopie
prime la radiographie.

Je passe sous silence toutes les propriétés des
rayons de Röntgen sans rapport avec le radiodiagnostic des affections du foie. Je m'arrête par
contre sur les lois de visibilité des corps aux
rayons X, étude indispensable à l'intelligence des
conditions dans lesquelles les organes se présentent au radiodiagnostic.

L'image de Röntgen diffère des images lumineuses qui frappent notre rétine. Et d'abord nos
sens ne perçoivent pas directement les rayons X.
Sur les radiogrammes, d'autre part, on ne lit que

des contours, sans coloris, sans relief, sauf en ce qui concerne les images stéréoscopiques ; les radiogrammes sont des graphiques plus ou moins intenses dont chacun exprime l'absorption du rayonnement par l'objet qu'il représente.

Issus, en effet, de l'ampoule à gaz raréfiés, les rayons n'arrivent au récepteur qu'après avoir traversé la région soumise à leur contrôle. Les substances comme les os, doués d'un pouvoir absorbant très considérable par rapport à celui des parties molles, ne laissent arriver sur l'écran récepteur (platino-cyanure de baryum ou sel d'argent) qu'une proportion de rayonnement très affaiblie.

Quelles sont les lois de l'absorption ou, ce qui revient au même, les lois de la transparence des corps aux rayons de Röntgen?

On peut les résumer ainsi, après avoir fait remarquer qu'elles ont été établies par Benoist, au début même des applications des rayons X (13).

1° *L'absorption est en rapport avec le nombre des atomes traversés.* — A cela rien d'étonnant : de deux objets, le plus *dense* ou le plus *épais* est celui dont la transparence est la plus *faible*.

2° *La transparence dépend du poids des atomes irradiés.* Les atomes *légers*, ceux du *carbone*, de *l'hydrogène*, de *l'oxygène*, de *l'azote* agissent *beaucoup moins* sur un faisceau d'énergie radiante que les *lourds* atomes du *phosphore*, du *calcium*, du *fer* ou du *bismuth*.

3° Ce sont là les *seules conditions* de transparence des corps aux rayons X ; ni les *différents états* de la matière, ni les *diversités des groupements chimiques* n'interviennent en quoi que ce soit.

Voici à ce propos quelques poids anatomiques :

Hydrogène	1
Azote	14
Oxygène	16
Phosphore	31
Soufre	32
Calcium	40
Fer	56
Bismuth	210

L'architecture structurale du corps humain comporte en certaines régions des *différences de densité nettement tranchées* ou mieux encore *des répartitions de substances chimiques d'un poids atomique très inégal.*

Rien mieux que l'écran ne met en vedette ces heureuses dispositions.

Les *os*, par exemple, qui contiennent une *forte proportion* de *phosphore* et de *calcium*, contrastent avec les *parties molles* formées principalement *d'atomes légers de carbone, d'hydrogène, d'oxygène, d'azote.*

C'est dans le thorax que les différences de densité des organes ont le mieux préparé la voie à l'exploration radiologique.

Le poumon gorgé d'air absorbe beaucoup moins que les côtes chargées de sels phosphatés calciques, que le cœur dense et gorgé de sang : il oppose une clarté contrastant avec l'ombre de ces organes. Il contraste aussi à droite avec l'image phréno-hépatique, la plus opaque de toutes les projections viscérales. Les lésions du poumon, qui entraînent un changement de densité ou de composition chimique, se révèlent aussitôt à la radioscopie : un ganglion calcifié, un foyer pneumonique, une collection interlobaire, etc... Par contre, ce même ganglion ou une collection équivalente à un abcès interlobaire portés au sein du parenchyme hépatique échapperaient à l'investigation radiologique. Un calcul biliaire, qu'on ne peut voir à la face inférieure du foie, serait très évident au milieu d'un lobe pulmonaire. Le pouvoir absorbant du foie fait antithèse avec celui du poumon, il n'y a pas lieu de songer à découvrir ce qui se trouve à l'intérieur du foie, mais on peut mettre en évidence ce qui déforme la périphérie de cette glande.

Voici maintenant les étapes successivement franchies par le radiodiagnostic depuis décembre 1895 :

Tout d'abord : radiodiagnostic est synonyme d'exploration squelettique. Cependant, dès cette époque, Barthélemy et Oudin (3) au Congrès de Nancy parlent de la radioscopie des viscères.

Avec eux s'ouvre, à vrai dire, l'ère de l'examen du thorax, mais il faut attendre pour entrevoir le moyen de différencier les organes quand les conditions naturelles de visibilité sont défavorables.

Les considérations précédentes encadrent en

somme l'histoire du radiodiagnostic dans deux périodes : à l'une et à l'autre appartient l'étude radiologique du foie.

Dès la période primitive, à cause des différences de transparence du parenchyme pulmonaire gorgé d'air et de sa masse hépatique compacte, on sait explorer la convexité du foie.

Pour créer entre les différents organes abdominaux les conditions de visibilité qui naturellement leur font défaut, plusieurs méthodes se présentent. La compression de la paroi abdominale antérieure est surtout utile en clinique urinaire. Elle aide à obtenir la radiographie du rein ou des calculs uréthéraux.

Le procédé le plus généralement employé consiste à introduire dans une cavité soumise à l'exploration radiologique des substances opaques aux rayons X ; par exemple, pour l'étude de l'œsophage, à faire avaler un cachet ou une pilule de bismuth.

Si ces substances sont solubilisées ou mises en suspension dans un fluide, elles épousent les formes des cavités injectées. Ainsi pratique-t-on tous les jours la radioscopie de l'estomac.

Il faut opérer différemment pour dissocier dans le complexus abdominal la projection de la rate et particulièrement de la face inférieure du foie. Ces viscères, dont on ne peut faire varier à volonté le pouvoir absorbant, ne deviennent visibles à l'écran fluoroscopique qu'après avoir été, pour ainsi dire, écartés par un coussin gazeux. Ce dernier contraste par sa clarté avec le contour des organes adjacents. Grâce à l'insufflation gastrique, la face inférieure du foie est apparente, maintenant, sur les radiogrammes.

L'insufflation est une méthode générale. Robinson l'appliqua aux articulations. Il put ainsi avoir l'image des ménisques du genou chez le vivant. En 1902, Destot (16) la mit à profit pour l'étude de l'estomac.

Arcelin (1) en 1906 recommande l'insufflation gastrique pour le diagnostic des épanchements péricardiques.

Mais c'est Béclère (10) qui préconisa ce moyen pour l'examen de la face inférieure du foie d'abord et quelque temps après pour la recherche des calculs biliaires.

Grâce à ces progrès, on suit actuellement la périphérie du foie sur un écran radioscopique.

La mesure des dimensions de cet organe se fait comme la limitation de l'aire cardiaque. Le contour de la glande se dessine; les modifications de forme apparaissent, avec ou sans caractères révélateurs des processus morbides qui les ont causés.

La technique qui permet de mettre en évidence des foyers d'ombres anormaux développés aux dépens du parenchyme hépatique demande à être précisée dans tous les détails.

Le modus faciendi uniforme, applicable aussi bien au thorax qu'à l'abdomen, malheureusement en vigueur dans certains laboratoires, inhiberait les progrès et ne conduirait qu'à des échecs. Les besoins de la clinique réclament dans chaque cas particulier une technique un peu spéciale. Il est impossible de simplifier ses attitudes en s'enfermant exclusivement dans une façon de faire déterminée et immuable dans tous les cas ou du moins pour éviter une souplesse que rien ne remplace ou étoufferait la fécondité de l'exploration aux rayons de Röntgen. On priverait la clinique d'une foule de renseignements d'autant plus précieux qu'ils sont plus difficiles à obtenir. Car c'est un fait général : quand un diagnostic s'impose, quand les signes sont très nets, le radiodiagnostic parle haut et avec précision. Mais, à de rares exceptions près, quand les symptômes sont plus flous, l'art du radiologiste, l'art qui ne s'enferme pas dans des formules invariables, mais qui est fait d'artifices, de nuances et d'habileté s'impose de toute nécessité. Sans lui pas de conclusions pratiques indiscutables.

L'observation quotidienne fournit à cette assertion générale un appui incontestable.

A l'*Association française pour l'avancement des sciences*, Béclère (7) cite quelques exemples probants.

On en pourrait énoncer beaucoup d'autres.

« Chez une jeune fille qui portait un kyste abdominal évacué par ponction et reconnu pour un kyste hydatique, certains troubles fonctionnels, après deux ans écoulés, font craindre une récidive.

L'épreuve radiographique obtenue suivant la technique courante, dans le décubitus dorsal, par un radiographe non médecin, montre une élévation anormale du diaphragme droit, capable de faire croire à la récidive d'un kyste hydatique du foie. Tout au contraire l'examen radioscopique, dans la station debout, montre que les deux moitiés du diaphragme sont à la même hauteur et fonctionnent normalement, mais que l'opacité splénique n'est pas séparée, comme d'ordinaire, par la clarté stomacale de l'opacité hépatique.

« L'ingestion successive d'une solution de bicarbonate de soude et d'une solution d'acide tartrique remplit l'estomac d'acide carbonique, sépare les deux images, hépatique et splénique, montre que la première est normale, que la seconde présente des dimensions insolites et permet de conclure que le kyste hydatique, autrefois ponctionné, avait pour siège la rate. Les dimensions de cet organe, en hauteur et en largeur, sont très exactement mesurées à l'aide de l'orthodiagraphie. Après un intervalle de plusieurs mois, de nouvelles mesures démontrent que les dimensions de la rate ont varié seulement dans les limites physiologiques. On a donc le droit de repousser, au moins temporairement, l'hypothèse d'un kyste hydatique en voie de nouvel accroissement.

« Plusieurs autres observations, avec épreuves radiographiques à l'appui, démontrent que dans le cas de collections hydro-aériques, intra-pleurales, et surtout intra-pulmonaires, qu'il s'agisse d'une pleurésie purulente enkystée, d'un kyste hydatique suppuré du poumon ou d'une énorme dilatation bronchique, la radiographie pratiquée, après l'examen radioscopique, dans la position assise, l'ampoule exactement à la hauteur de la surface libre de la collection purulente, donne des résultats très précis, que la radiographie pratiquée dans le décubitus dorsal, suivant la technique habituelle, est incapable de donner. De la précision de ces résultats dépendent, comme le démontrent les observations, la sûreté de l'intervention chirurgicale et le salut des malades.

« D'autres observations, en particulier une observation d'énorme abcès du foie vainement cherché par le chirurgien, après laparotomie, démontrent qu'en certains cas il ne suffit pas de préférer pour la radiographie la position assise au décubitus dorsal, mais que dans cette position il est nécessaire, suivant les indications, de radiographier le malade de face, de dos, de profil, ou obliquement, pour obtenir toutes les données utiles au diagnostic. »

Les données de l'exploration radiologique sont CONTINGENTES, *ne l'oublions pas :* un *abcès*, un *kyste*, une *tumeur*, s'expriment éventuellement par une *image identique*.

Pour le diagnostic différentiel, les autres méthodes d'investigation clinique sont aussi nécessaires que l'exploration radiologique est indispensable pour les compléter.

Mais l'art du médecin radiologiste a pour effet de *vaincre deux difficultés dont la seconde est parfois la plus grande :* il faut pouvoir obtenir d'excellents clichés, il faut savoir interpréter les images.

En logique, les conclusions d'un problème sont subordonnées à la valeur des prémisses, nul n'oserait contredire un syllogisme sans en connaître les premiers termes. Nul aussi ne devrait étudier radiologiquement une région malade sans avoir présentes à l'esprit l'anatomie et l'image normales de l'organe exploré.

En fait de séméiologie hépatique, cette vérité prend une importance particulière.

Pour prévoir une radiographie, il est nécessaire de bien connaître et les circonstances dans lesquelles les régions se présentent et les propriétés physiques de l'agent d'investigation. Qui ignorerait la transparence ou la présence des cartilages de conjugaison dans le squelette de l'enfant commettrait sans doute bien des erreurs sur l'interprétation d'un radiogramme.

Devant la meilleure radiographie abdominale, un médecin ignorant les conditions de visibilité des organes douterait probablement de l'habileté du radiographe. En vain chercherait-il les détails de la face inférieure du foie, les vaisseaux du hile, la vésicule biliaire, le pancréas, les intestins, les reins !

C'est que l'image de Röntgen ne montre pas comme l'image lumineuse les objets dans leur forme, leur coloris, leur structure ; elle n'indique, je le répète, que les différences d'absorption par les milieux irradiés.

Le cadre de mon travail ne me permet pas de parler des rayons X au point de vue physique.

L'intelligence des radiogrammes exige, par contre, que je dise un mot de l'anatomie du foie normal.

Nombre de détails sont sans importance pour nous, ici, l'anatomie radiologique, par opposition à l'anatomie chirurgicale, se contente de données générales, auxquelles je me bornerai.

CHAPITRE II

ANATOMIE DU FOIE NORMAL

De toutes les glandes, le foie est celle qui se prête le mieux au radiodiagnostic, à cause de son volume considérable et de sa situation à la limite du thorax et de l'abdomen.

C'est un organe volumineux et dense, dont le poids atteint et dépasse 1.5oo grammes.

Il est plus lourd que l'eau.

Les anatomistes le comparent à un ovoïde sectionné suivant un plan oblique de droite à gauche et de bas en haut. De l'extrémité droite à l'extrémité gauche le diamètre transversal est en moyenne de 28 centimètres, le diamètre antéro-postérieur est de 17 centimètres.

Verticalement, la plus grande épaisseur oscille autour de 8 centimètres, sauf chez la femme dont le corset augmente généralement le diamètre vertical du foie, au détriment du diamètre antéro-postérieur.

On décrit aujourd'hui la configuration extérieure du foie avec une grande richesse de détails. On lui reconnaît, outre la face supérieure convexe et la face inférieure à peine excavée, une face postérieure. Cette dernière, triangulaire, épouse les accidents du diaphragme et de la paroi abdominale postérieure.

Les régions de la surface extérieure du foie sont très inégalement accessibles, sur le vivant, aux divers modes d'exploration physique.

A ce point de vue, la face inférieure a toujours été la moins favorisée.

Quant à la face supérieure, elle se compose de deux portions distinctes, l'une périphérique et l'autre centrale.

Tandis que la portion périphérique, en contact avec la paroi thoracique et avec la paroi abdominale, est accessible totalement à la percussion et partiellement à la palpation, la portion centrale échappait, avant la découverte de Röntgen, à toute exploration.

Cependant cette portion centrale de la face supérieure du foie, étroitement coiffée par le diaphragme, fait à l'intérieur du thorax une saillie en forme de dôme ou de coupole, dont l'image très sombre se profile, pendant l'examen radioscopique, sur la zone brillante du champ pulmonaire avoisinant. Le contour en arc de cercle est mobile avec les mouvements respiratoires. Radiologiquement le diaphragme est inséparable du foie normal, leur ombre est une : *l'ombre phréno-hépatique.*

Des bords, un seul nous intéresse : le bord antérieur mince, net, généralement palpable, il affleure
le rebord du plastron sterno-costal, sauf à partir de
l'union de la neuvième et de la dixième côtes, d'où
il se porte obliquement en haut et à gauche. Chemin faisant, il recouvre la partie supérieure de la
face gastrique antérieure. Notons en passant la
proximité du bord antérieur du foie et de l'écran
radioscopique : la seule épaisseur de la paroi abdominale, relativement mince ici, les sépare l'un de
l'autre.

Les lésions du bord antérieur du foie se présentent au radiodiagnostic dans de meilleures conditions que celles du bord postéro-inférieur.

Car, en arrière, la colonne vertébrale, flanquée
des piliers du diaphragme, des gros vaisseaux, de
la masse sacro-lombaire, le pannicule adipeux relativement riche détruisent et transforment sans
élection une notable fraction de l'énergie radiante.
Tous les organes de nutrition et d'excrétion conver-
gent vers la face postéro-inférieure. Les uns se
rendent au hile, où épiploon gastro-hépatique,
canaux biliaires se rencontrent d'une façon absolument confondue sur les images. Ce pédicule
hépatique ne se différencie même pas de ses rapports. Les veines sus-hépatiques, issues de la face
postérieure, aboutissent rapidement à la veine cave
inférieure.

A la face postérieure rien n'individualise pour
nous ces veines sus-hépatiques pas plus que les

insertions du diaphragme, l'extrémité splénique, l'œsophage qui se creuse une échancrure en plein tissu hépatique, l'aorte, et plus à droite la veine cave inférieure.

La face inférieure du foie se fond avec l'image des organes abdominaux. Le rein droit, la capsule surrénale, le duodénum, les gros vaisseaux juxtavertébraux empâtent la région sous-hépatique d'une masse indistincte et sans contraste où seul l'angle colique s'individualise bien de temps en temps.

Il n'en est pas tout à fait de même à gauche : la clarté du cul-de-sac gastrique rompt la monotonie. Sur la ligne médiane, le tableau s'enrichit encore un peu de l'esquisse vertébrale floue et faiblement tracée, qui vient, elle aussi, gêner l'exploration des viscères.

Les voies biliaires, appliquées pendant la plus grande partie de leur trajet à la face inférieure du foie, se noyent dans l'empâtement ci-dessus décrit.

Mais tous ces organes normalement indécelables, au moins sans artifices très spéciaux, doivent à certaines lésions d'acquérir une visibilité particulièrement intéressante. Les choses changent du tout au tout à la coupole diaphragmatique.

Viscère abdominal, le foie vu sur l'écran radioscopique apparaît, partiellement au moins, comme un hôte de la cage thoracique. La face péritonéale du diaphragme moule sa convexité, et, doublé des plèvres qui s'insinuent entre ses insertions et la paroi, le diaphragme sépare le foie du poumon droit.

Vers la ligne médiane le péricarde et le médiastin postérieur remplacent le poumon et la plèvre.

A tout prendre, une différence de densité fort nettement tranchée sépare les organes abdominaux du poumon qui surmonte le foie et, l'image de Röntgen si dissemblable chez le vivant à la coupole diaphragmatique droite et à la face inférieure du foie n'est pas autre chose que le témoin de cette inégale densité.

Ces notions acquises, je puis aborder la description même de l'image du foie chez l'individu normal et sain.

CHAPITRE III

IMAGE RADIOLOGIQUE DU FOIE NORMAL

Le diaphragme sépare le thorax de l'abdomen.

Il établit une démarcation très nette entre l'image radiologique de ces deux grandes régions. Au-dessus du diaphragme les organes thoraciques portent respectivement des ombres bien différenciées. Au-dessous, les viscères se confondent et échappent à l'analyse.

Le poumon contraste avec l'opacité du gril costal ; de face, le cœur et les gros vaisseaux de la base superposent leur projection à celle de la colonne vertébrale et du sternum : les parties droite et gauche de la poitrine sont séparées l'une de l'autre par une ombre, l'ombre médiane, superposition de l'ombre de la colonne vertébrale et de l'ombre cardio-aortique.

Mais l'ombre médiane n'est pas symétrique. A droite, elle borde le sternum. A gauche, elle descend d'abord plus ou moins verticalement pendant un

ou deux espaces intercostaux, puis elle se porte
franchement en dehors. Dès son origine supérieure
l'ombre médiane est plus para-médiane du côté
gauche que du côté droit.

Dans l'ensemble, l'ombre médiane présente la
forme d'un triangle à sommet tronqué. La base
repose sur le diaphragme.

Le côté droit du triangle est voisin du bord homo-
nyme du sternum, il est presque vertical. Le côté
gauche est assez oblique pour masquer le tiers ou
la moitié du lobe inférieur du poumon.

La conséquence de cette disposition, c'est la
facile exploration du diaphragme sus-hépatique et
la moindre étendue de visibilité du diaphragme sous
et extra-cardiaque.

De profil, l'ombre cardio-aortique conserve sa
forme triangulaire. Il n'est pas rare qu'elle se distingue de la projection sternale, grâce à l'apparition
d'une zone claire rétro-sternale.

Chez l'individu normal elle se sépare de l'ombre
de la colonne vertébrale par une bande claire prévertébrale parcourant toute la hauteur du thorax.
Cette bande, lieu du trajet œsophagien, se voit surtout dans les examens obliques : l'examen oblique
antérieur droit et surtout l'examen oblique postérieur gauche.

Quoi qu'il en soit, la convexité du diaphragme à
droite se voit bien de profil. Les insertions phréni-
ques du sac péricardique sont éloignées de la partie
externe droite du gril costal par toute l'épaisseur

de la base pulmonaire. Au contraire, le foie sous-
jacent à cette même base est par sa partie la plus
droite au contact même de la paroi. Il en résulte
que l'ombre cardio-péricardique se différencie de
l'ombre du foie.

Le foie, d'ailleurs, est plus épais que le contenu
péricardique, l'ombre qu'il porte est plus foncée
que celle du cœur et du péricarde normal.

De profil, le foie présente la forme d'un dôme
arrondi. Le sommet de la coupole est aplati et
atteint 6 à 8 centimètres au-dessus des points les
plus inférieurs des culs-de-sac pleuro-diaphrag-
matiques.

En arrière, la colonne vertébrale double la paroi
dont l'épaisseur est considérable. En avant, l'ombre
du cœur et des gros vaisseaux s'élève au-dessus du
dôme hépatique, dont elle se distingue par une
transparence plus grande.

L'examen sagittal du foie se pratique donc en
plaçant l'écran fluorescent sur le côté droit, tandis
que l'examen sagittal du cœur, à moins de circonstances spéciales, appartient à la position diamétralement opposée.

Je me hâte d'ajouter que rien ne différencie
l'image du diaphragme sus-hépatique de celle du
foie et que, chez un sujet normal, faire l'étude de
la face supérieure du foie, c'est faire l'étude de cet
organe entièrement et toujours coiffé du diaphragme :
l'ombre hépatophrénique est une !

Le diaphragme dans sa locomotion s'élève et

s'abaisse de quelques centimètres, le diaphragme à droite étant normalement de 1 ou 2 centimètres plus élevé qu'à gauche.

A l'inspiration, le cul-de-sac pleuro-diaphragmatique se creuse pendant que le poumon s'insinue comme un coin lumineux dans l'ombre plus foncée du foie et de la paroi.

Si l'examen de l'extrémité gauche du foie est plus difficile à cause de la fusion avec l'ombre cardiaque, il n'est guère plus facile du côté de l'abdomen.

Chez la plupart des sujets, l'estomac plus ou moins gorgé de chyme ou d'ingesta recèle un peu de gaz dans le cul-de-sac sous-diaphragmatique, la bulle d'air gastrique qui apparaît comme une tache claire au voisinage du bord inférieur et gauche de l'aire cardiaque.

Au-dessus et la circonscrivant, dans la position frontale, le diaphragme se projette comme un segment d'anneau assez finement tracé. Il se reconnaît particulièrement bien à sa locomotion synchrone des mouvements respiratoires.

Que la bulle d'air gastrique augmente de volume et la petite courbure apparaît, car le bord gauche du foie projette une ombre nettement distincte de la clarté aérique intra-gastrique.

Cette circonstance se réalise d'elle-même assez rarement, mais Béclère (10) a eu l'idée de l'exagérer systématiquement et de mettre en œuvre l'artifice nécessaire et suffisant à la visibilité de la face inférieure du foie.

Il suffit souvent de faire coucher le sujet sur le dos pour voir le bord antérieur du foie. Dans le décubitus, le contenu stomacal s'étale, les gaz soulèvent la face antérieure de l'organe. Les liquides, alors en couche mince, n'absorbent qu'une portion de rayonnement inférieur à celle qui se détruit dans le foie : il y a contraste entre le foie et l'estomac! Le décubitus dorsal peut rendre service lorsqu'on a affaire à un estomac mal évacué ou à un sujet chez lequel on ne peut pratiquer qu'une insufflation très modérée.

Pour réaliser la distension gazeuse de l'estomac dans de bonnes conditions, il est utile que cet organe ne contienne ni chyme ni ingesta; en d'autres termes le sujet doit être à jeun. On fait prendre une solution de 4 grammes de bicarbonate de soude dans un quart de verre d'eau, puis, immédiatement après, une égale quantité d'acide tartrique dans une même quantité de solvant. L'acide tartrique réagit sur le bicarbonate de soude qui n'a pas été déjà attaqué par le suc gastrique. De l'acide carbonique se dégage et l'estomac se distend. L'image abdominale jusque-là inextricable ou sans richesse, presque uniformément grise et confuse, s'enrichit d'une large plage lumineuse, étendue depuis la partie gauche du diaphragme jusqu'à la région pylorique, elle-même déplacée vers la droite par la distension gazeuse.

Après distension gazeuse de l'estomac, l'abdomen sus-ombilical acquiert un intérêt de radiodiag-

nostic tranchant avec l'obscurité habituelle. A
droite et à gauche de la ligne médiane descend la
colonne vertébrale. C'est un précieux repère ana-
tomique. Les première, deuxième et troisième vertèbres lombaires profitent de la clarté gastrique pour
apparaître avec une grande netteté. La douzième
vertèbre dorsale, en partie cachée par le complexus cardio-hépatique, est beaucoup moins visible.
De même, la quatrième lombaire noyée derrière la
masse intestinale. Trois grandes plages occupent
le champ sous-phrénique : au centre, c'est la clarté
gastrique ; à gauche, la rate et l'angle du côlon ; à
droite, l'organe qui nous intéresse particulièrement,
le foie, dont les dimensions sont plus considérables
que celles de la rate, de l'ombre cardio-aortique ou
même de l'estomac. Les neuvièmes, dixièmes, on-
zièmes et douzièmes côtes se projettent sur les
parties externes de l'image ; au même titre que les
vertèbres, elles peuvent servir de repères.

A la partie supérieure de l'estomac, le bord gauche de l'ombre hépatique est fortement confondu
avec les organes adjacents. Normalement, il ne faut
pas espérer faire l'étude de l'extrémité gauche du
foie. Ce n'est qu'au voisinage de l'apophyse transverse gauche de la première lombaire que la petite
courbure de l'estomac commence à se dessiner. De
là, elle se porte en bas et vers la droite jusqu'au-
dessous de l'apophyse transverse droite de la
deuxième lombaire. Elle dessine, chemin faisant,
une courbe irrégulière d'une dizaine de centimètres

environ, le contour gastrique remonte vers l'hypochondre droit pour se réfléchir en bas puis en dedans. C'est l'extrémité de la région pylorique. A la
limite du flanc droit et de l'hypochondre, le reste
du foie se distingue assez difficilement du contenu
abdominal.

La moitié droite de l'abdomen au-dessous du foie,
dans la partie voisine de la colonne vertébrale, est
en définitive transparente, et la face inférieure du
foie s'oppose comme une tache d'encre à la luminosité gastrique. Dans l'ensemble, la face inférieure
du foie se profile suivant une ligne oblique de gauche à droite et de haut en bas.

Notons en passant que la configuration et surtout
la direction de l'estomac insufflé diffèrent sensible-
ment de la normale. Au lieu de présenter sur un
radiogramme l'image du *bas de laine* maintenant
classique, il rappelle bien celle d'une cornemuse,
dont le grand axe serait un peu oblique sur l'horizontale.

En somme, l'estomac insufflé tend à s'élever à la
partie supérieure de l'abdomen comme un corps
plongé dans un fluide plus dense. Au contraire,
l'estomac rempli de liquide ou de chyme déprime
les anses intestinales qui le supportent, il s'abaisse
et la grande courbure fléchit. Les moyens de fixité
du pylore ne cèdent pas autant, ils obligent l'estomac à se recourber sur lui-même et à présenter un
axe brisé formé d'une partie prépylorique horizontale et d'une grosse tubérosité presque verticale.

A tout prendre, faire la distension gazeuse de l'estomac dans l'exploration radiologique du foie, c'est soulever ce gros viscère sur un coussin transparent, c'est éloigner de lui les anses intestinales, c'est mettre sa face inférieure dans une situation *(au point de vue radiologique)* analogue à celle de la face supérieure.

Malheureusement, la distension gazeuse de l'estomac s'arrête à une certaine distance du bord droit de la face inférieure du foie.

Ne pourrait-on pas agrandir l'aire lumineuse par l'insufflation du côlon?

L'expérience n'a pas encore été tentée en vue de ce résultat, mais, dès maintenant, la distension gazeuse de l'estomac a suffi à d'intéressants diagnostics.

CHAPITRE IV

TECHNIQUE

Appareils. Instruments. Mode opératoire. — Des
instruments perfectionnés, adaptés aux exigences
de l'exploration radiologique actuelle, ou encore
insuffisamment connus, méritent d'être présentés.

Je vais parler de tous ceux qui sont utiles à l'exploration radiologique du foie.

Une division s'impose avant tout. Le radiodiagnostic comprend deux parties : l'une, la radioscopie sur l'écran au platino-cyanure de baryum ne
laisse après elle aucun document spontanément
enregistré, elle permet en retour une grande variété
de perspectives, une certaine rapidité d'exécution,
elle renseigne sur la cinématique des organes.
L'autre : la radiographie, inscrit à demeure les renseignements, elle apporte des détails dont la finesse
échappe à l'écran fluorescent, elle fait contempler
à l'aide de la stéréoscopie (si facilement réalisable)
les organes dans leur situation et leurs rapports
vrais.

En 1907, Rieder, de Munich, et Rosenthal appor-
tèrent un perfectionnement à la radiographie des
organes soumis aux mouvements physiologiques
inévitables, par exemple aux mouvements respiratoires. Grâce à un matériel plus puissant, ces auteurs obtinrent de bons radiogrammes avec des
poses relativement brèves.

Le thorax put être reproduit sur la plaque au
gélatino-bromure d'argent pendant une pose respiratoire. Cette méthode : *la radiographie rapide*,
doit être appliquée aussi souvent que possible à la
séméiologie du foie et particulièrement de la face
inférieure. C'est d'elle seule que je m'occuperai
dans le paragraphe consacré à la radiographie.

§ 1. — Radioscopie.

Ce n'est pas assez d'être nanti d'une ampoule radiogène et d'un écran au platino-cyanure de baryum
pour pratiquer un examen fructueux. Des conditions secondaires assez nombreuses s'imposent
comme des règles rigoureuses. Certaines visent la
sélection du rayonnement dans la gamme des différents pouvoirs pénétrants dans le radiochroïsme,
D'autres ont trait à l'utilisation même de l'énergie
radiante.

Adaptation. — Beaucoup de médecins ignorent
tout de l'examen radioscopique. Ceux qui consen-
tent enfin à se faire une opinion personnelle ris-

quent de voir grandir leur scepticisme naturel quand
ils entrent pour la première fois dans une salle
d'examens : ils font irruption dans un laboratoire
d'hôpital, ils s'approchent de l'écran, ils entendent
le radiologiste décrire toute une série d'images et
de détails, dont ils ne voient rien ou presque rien.
Les plus pressés (malheureusement fort nombreux)
ne tardent pas à quitter le laboratoire avec l'idée
qu'il faut, sinon de l'imagination, du moins une
éducation spéciale. Ils se rappellent le début de
leurs études médicales ; le maître qui leur enseigna
l'auscultation, lui aussi, entendait des bruits que
les élèves ne percevaient pas comme lui. Le temps
ne fait-il pas, aujourd'hui, défaut à un praticien
pour se former à la vision d'un radiogramme ?

Et pourtant, la formation est aussi rapide qu'in-
consciente. Elle ne demande qu'un quart d'heure
de patience et souvent moins, elle ne coûte aucun
effort ; l'adaptation de l'œil, phénomène inconscient
et spontané, donne bientôt la sensibilité rétinienne
du radiologiste le plus consommé.

*Nul ne peut pratiquer un examen radioscopique
fructueux en sortant du plein jour.*

Dans son service de l'hôpital Tenon, il y a déjà
longtemps, Béclère (6) avait vérifié qu'un séjour
d'environ vingt minutes à l'obscurité augmente la
sensibilité rétinienne dans le rapport moyen de 1 à
200.

Si l'on désire pratiquer l'exploration fluoroscopique en entrant au laboratoire, il est nécessaire

de porter au préalable des verres fortement fumés (teinte n° 4) et de se tenir dans des endroits bien abrités du soleil.

Le laboratoire lui-même nécessite un éclairage spécial. L'adaptation rétinienne ne doit pas s'atténuer quand on s'éclaire pour passer, par exemple, d'un malade à l'autre.

Le problème a été résolu au laboratoire de Béclère à Saint-Antoine. Deux lampes de 110 volts sont montées en série de façon qu'aux bornes de chacune d'elles la différence de potentiel soit de 55 volts. Elles ne projettent qu'une lumière atténuée. Un bouton, à portée de la main, laisse le loisir de court-circuiter l'une des lampes pour user, si besoin est, d'un éclairage plus intense. Qui mieux est, un commutateur à trois positions dirige le courant soit sur l'éclairage, soit sur le transformateur alimentant l'ampoule de Röntgen ; la position intermédiaire met tous les appareils au repos.

A défaut de ce dispositif, d'ailleurs très simple, on emploie soit une lampe faite pour un voltage supérieur à celui du secteur, soit une lampe en verre fortement coloré.

Il va de soi que la moindre lumière parasite gênerait la lecture des ombres radioscopiques. Le laboratoire bien abrité de la lumière extérieure est soustrait à la fluorescence des ampoules radiogènes, à la luminosité des soupapes à vide et des appareils de chauffage. Les soupapes et l'ampoule sont enveloppées dans un morceau de soie opaque et bien sec.

Intensité et radiochroïsme. — On parle couramment d'ampoules molles, d'ampoules dures. Les ampoules molles sont facilement traversées par le courant électrique. L'atmosphère intérieure est moins raréfiée que dans les ampoules dures; le pouvoir pénétrant des rayons X issus d'une ampoule molle est faible, il augmente quand l'ampoule durcit, car un même tube radiogène n'est caractérisé ni par la rigidité électrostatique ni, comme corollaire, par le radiochroïsme de l'émission.

Les constructeurs se sont ingéniés à livrer des appareils très souples. Les bonnes ampoules fournissent à volonté la gamme des rayons X successivement nécessaires.

De tous les dispositifs de réglage, le plus parfait, sans contredit, est l'osmo-régulateur de Villard. L'osmo-régulateur est un petit tube de platine, ouvert dans l'ampoule, fermé à l'extrémité libre.

Au rouge, le platine acquiert une certaine porosité telle qu'il se laisse traverser par un courant gazeux.

Chacun se souvient de l'expérience de physique, classique, sur les échanges gazeux à travers une paroi poreuse : un vase à pile clos et rempli d'air communique avec un tube en U jouant le rôle de manomètre hydrostatique. Si l'on coiffe le vase poreux d'une cloche d'hydrogène, le manomètre accuse une augmentation de pression.

L'expérience se monte aussi de la façon sui-

vante : la partie inférieure du vase poreux est
fermée par un bouchon traversé de deux tubes de
verre. L'un est long, il plonge dans une cuve à
eau, l'autre est court et réuni à une source d'hydrogène. L'hydrogène remplit le vase poreux et
s'échappe par la cuve à eau. Si l'on ferme le tube
d'admission de l'hydrogène, l'eau, par le tube
plongeant, s'élève dans le vase poreux. *A travers
une paroi poreuse les gaz osmosent en raison inverse
des racines carrées des densités.*

Dans la première expérience, l'hydrogène, dont
la densité est faible, a pénétré à l'intérieur du vase
poreux plus vite que n'en vont sortir l'oxygène et
l'azote dont la densité est plus grande.

Dans la deuxième expérience, l'oxygène et l'azote
de même endosmosent moins vite que l'hydrogène
n'exosmose, d'où la diminution de pression gazeuse
dans le système et l'ascension du liquide.

L'osmo-régulateur remplit le double rôle de durcir ou de mollir à volonté les tubes auxquels il est
adapté.

Chauffé au rouge, dans une flamme hydrocarbu-
rée, grâce à la dissociation des molécules gazeuses,
il laisse endosmoser des traces d'hydrogène. C'en
est assez pour obtenir des rayons de moins en moins
pénétrants. Au contraire, porté à la même température dans un courant d'air, il exosmose de l'hydrogène et l'ampoule durcit.

Cette deuxième opération, très lente par rapport
à la précédente, se réalise quand on chauffe l'osmo-

régulateur entouré d'un tube de platine concentrique, ouvert aux deux extrémités et de diamètre suffisant.

Il est rare que l'osmo-régulateur serve à vider les tubes. En fonctionnement régulier, une bonne ampoule ne tend qu'à durcir.

Malheureusement, il est très difficile de se procurer des ampoules pour radiographie instantanée (ampoules intensives) munies du dispositif de Villard, dont la sévérité d'un brevet retarde, en dépit des besoins, la généralisation.

Jusqu'à présent, les seules ampoules de Villard sont indéfiniment régénérables.

En radioscopie, il importe moins de disposer d'une puissante source de rayons X que de savoir profiter d'une bonne ampoule Chabaud-Villard. Moins on utilise à la foie d'énergie radiante, plus on peut prolonger et répéter les examens. Car c'est une vérité et un souci perpétuel au laboratoire que les rayons traumatisent insidieusement les tissus, et des faits malheureux témoignent de radiodermites consécutives à de trop nombreuses radiographies. Ce n'est pas à dire qu'il faille redouter une exploration radiologique. Aucun fait bien établi ne démontre la nocivité du radio-diagnostic appliqué à l'étude d'une maladie longuement observée sur le même sujet par un radiologiste de carrière.

Il semble seulement à propos de mettre en garde contre ce qui est un danger en puissance.

Le commerce livre, aujourd'hui, des appareils très puissants ; ne pourrait-on pas se servir d'un matériel très lumineux pour impressionner les écrans au platino-cyanure de baryum ? Tentation à combattre, l'oublier, voilà le danger.

Si, pour éviter cette adaptation de l'œil observateur, on met en œuvre un flux de Röntgen seulement dix fois plus fort que d'ordinaire, on ne supplée pas à l'adaptation rétinienne. Bien plus, les plus faibles contrastes pour un œil fait à l'obscurité se lisent mieux quand on diminue l'intensité du rayonnement.

Il n'y a pas lieu de faire passer plus de 4 milliampères dans une ampoule radioscopique. Si l'adaptation rétinienne est parfaite, les fruits d'un examen pratiqué avec moins de 1 milliampère peuvent même être plus nombreux et meilleurs.

L'essentiel, c'est de choisir à propos le pouvoir pénétrant. — Benoist nous a donné un appareil : le radiochromomètre, pour apprécier la qualité des rayons de Röntgen. C'est un escalier d'aluminium dont les douze marches diffèrent les unes des autres par l'épaisseur. La première a 1 millimètre de hauteur, la dernière 12 millimètres, les autres sont régulièrement intermédiaires. Cet escalier s'enroule autour d'un axe central formé d'une plaque d'argent d'épaisseur déterminée.

Suivant le pouvoir pénétrant, l'aluminium et l'argent ont une transparence dont la courbe est différente. En comparant derrière un récepteur

(écran fluorescent ou plaque photographique)
l'ombre de l'argent et celle de l'aluminium, on note
l'épaisseur de la marche dont l'absorption est la
même que celle de l'étalon d'argent. Exprimée en
millimètres, cette épaisseur caractérise la qualité
de l'émission considérée. On dit des rayons 8 B.,
3 B., etc.

Les rayons très pénétrants : 10, 12 B. traversent
les tissus en ne subissant qu'une faible perte
d'énergie. Il en est tout autrement avec les rayons
issus d'une ampoule molle (2, 3, 4 B.).

Les ampoules molles donnent des images à
grands contrastes, les ampoules dures des images
plates. Il faut, pratiquement, choisir entre les uns
et les autres. Il n'y a pas un radiochroïsme qui
convienne à tous les cas. Toutefois, les rayons 6 B.
se prêtent à la majorité des recherches, et c'est
autour de cette moyenne qu'on oscille, tantôt dans
un sens et tantôt dans l'autre, suivant que les contrastes sont faibles ou les ensembles trop noirs.

En résumé et schématiquement, la radioscopie
hépatique se fait avec un courant de 1 milliampère
et demi et des rayons 6 B. *en moyenne, bien
entendu.*

Mais comment régler pratiquement les ampoules ?

Dans la plupart des laboratoires où l'on emploie
les tubes à osmo-régulateur, un aide est voué à la
délicate et fastidieuse besogne de chauffer à propos l'osmo-régulateur. Encore est-il impossible de

satisfaire pleinement ceux qui observent l'écran. Il faudrait entrer dans une communion de sentiments que l'aide ne partage pas avec les assistants, puisqu'il ne remplit sa tâche qu'en perdant de vue l'image radioscopique.

En collaboration avec Maingot (21), j'ai présenté dans les *Archives d'électricité médicale* un dispositif fort commode qui supprime l'aide en question.

Le médecin tient en main un bouton de sonnette électrique, sur lequel il lui suffit d'agir pour obtenir à volonté le meilleur rayonnement.

Un petit brûleur Bunsen, fixé sous l'osmo-régulateur, est relié à la canalisation à gaz. En un point quelconque du trajet on intercale dans la tuyauterie un robinet électrique spécial qui caractérise le système. Précédemment, Barret avait fait construire un dispositif assez analogue: le gaz n'arrive au brûleur qu'après avoir parcouru une canalisation passant à portée de la main, généralement sur l'écran fluorescent, de telle façon que le débit soit régi par l'action du doigt. Les longs caoutchoucs de ce système, qui sont encombrants et toujours prêts à fuir, nous ont donné l'idée d'imaginer quelque chose de plus commode et de moins dangereux.

Notre robinet électrique possède encore l'avantage de se prêter à la multiplicité des postes de commande.

Notre robinet est un simple tube en fibre de bois.

L'extrémité supérieure reçoit un tuyau qui conduit le gaz au brûleur, l'extrémité inférieure est reliée à la canalisation du gaz. Ce tube est placé verticalement ; à la partie inférieure, il présente un diaphragme sur lequel tombe un pointeau composé de lames de fer doux dont la tête s'arrête à la partie moyenne du tube de fibre. On conçoit immédiatement que le pointeau obture l'orifice inférieur et empêche l'arrivée du gaz dans le brûleur. En réalité, la pointe repose sur une vis réglable à volonté, grâce à laquelle l'oblitération est rendue imparfaite : le brûleur est en veilleuse.

A la partie supérieure du tube est fait un bobinage mis dans le circuit du secteur, en série avec quelques appareils de sûreté et un simple bouton de sonnette jouant le rôle d'interrupteur, c'est-à-dire de poste de commande.

Un courant électrique dérivé sur le secteur, lancé dans ce bobinage, produit un champ magnétique. Le pointeau, qui plonge seulement dans le tiers inférieur de la bobine, est sollicité par le champ magnétique. Il s'élève pour prendre une position d'équilibre entre les deux forces qui le dirigent : la pesanteur en bas et les lignes de forces magnétiques en haut. Le diaphragme, obturé par le pointeau avant le passage du courant, est dégagé, le gaz passe librement tant que le circuit du petit bobinage est fermé.

Les conditions de réalisation pratique nécessitent :

1° Un rhéostat, qui limite l'intensité du courant dans le bobinage, par lui-même trop peu résistant pour ne pas brûler sans la tension du secteur. Ce rhéostat devant avoir une résistance invariable, nous nous sommes servis d'une simple lampe en verre opaque : elle coûte très bon marché, remplit parfaitement son but et ne laisse pas passer de rayons lumineux, condition essentielle pour ne pas troubler les examens radioscopiques ;

2° Des appareils de sûreté, c'est-à-dire le coupe-circuit bipolaire réglementaire ;

3° Enfin des prises de courant et un ou plusieurs postes de commande. C'est ce dernier dont la description est le plus simple. Rappelons-nous qu'il est réduit à une simple poire de sonnette électrique reliée à l'extrémité d'un long fil souple. C'est elle que le médecin radiologiste prend en main, c'est avec elle qu'il règle le chalumeau, par conséquent qu'il modifie la qualité des rayons émis par l'ampoule.

L'appareil ci-dessus décrit fonctionne depuis près de deux années dans le laboratoire de radioscopie de Béclère à Saint-Antoine. Bien que de construction grossière et improvisée, il a toujours donné complète satisfaction.

Qu'une ampoule soit munie ou non d'osmo-régulateur, il est utile de la mollir en faisant le plus souvent possible restituer les gaz absorbés par le verre lui-même : on chauffe régulièrement toute la surface de la partie sphérique à l'aide d'une longue flamme (*C'est le coup de torchon*). L'effet produit est moins durable que le mollissement à l'aide de l'osmo ou des dispositifs équivalents. Disons en passant que la plupart des systèmes autres que l'osmo-régulateur sont des réserves de gaz contenues dans un laboratoire annexé à l'ampoule. Les unes sont mises en activité en élevant la température de ce laboratoire, les autres par une étincelle dérivée sur le circuit de haute tension.

Quelle intensité faut-il utiliser pour exciter une ampoule en radioscopie hépatique ? Les ampoules Chabaud ordinaires souffrent à un régime dépassant 1 milliampère et demi. A 2 milliampères, l'anticathode fléchit sur son support ou même est percée par le bombardement cathodique. Les ampoules à eau dont l'anticathode est soudée à l'extrémité d'un réservoir rempli de ce liquide supportent jusqu'à 4 et 5 milliampères. Les tubes à anticathode renforcée sont encore bien plus tolérants, mais on les utilise surtout en radiographie, je reporte leur étude à plus tard.

Le circuit électrique du tube de Röntgen doit comprendre un milliampèremètre. Les indications du milliampèremètre servent au réglage de l'intensité. Secondairement elles donnent des renseignements précieux sur la quantité d'énergie radiante émise à chaque instant. Le radiochromomètre, nous l'avons vu, mesure la qualité du rayonnement. Ce n'est pas à dire qu'il soit besoin de le consulter sans cesse au cours d'un examen radioscopique.

L'aspect objectif de l'image est un guide dont on
se contente à juste titre. Avec une certaine habitude, rien qu'en regardant une ampoule en activité,
on recueille des indications profitables. Les ampoules molles ont une fluorescence terne. Fré-
quemment l'anticathode se coiffe d'une aigrette
violacée, qui disparaît quand le radiochroïsme
avoisine le 6-7 B. Les ampoules dures sont fortement lumineuses, vert jaunâtre (les ampoules de
cristal ont une fluorescence bleue moins lumineuse
que la fluorescence vert jaune des ampoules de
verre), le centre de la cathode projette un pinceau
bleuté qui s'effile et disparaît après un trajet de
1 ou 2 centimètres.

Beaucoup plus importantes et moins sujettes à
caution sont les données des mesures électriques.
Toutes choses égales d'ailleurs, au **primaire**, le
voltmètre en dérivation aux bornes du transformateur oscille avec les variations de l'ampoule radiogène. *La différence de potentiel croît avec le pouvoir pénétrant.*

Sur le secondaire la différence de potentiel aux
bornes du tube de Crookes grandit quand l'ampoule
durcit, et inversement. Les voltmètres capables
de mesurer des potentiels de 3o.ooo à 7o.ooo volts
ne sont pas d'un maniement commode. Depuis
longtemps, Béclère (6) a eu l'ingénieuse idée de les
remplacer par un appareil excessivement simple,
déjà connu d'ailleurs, auquel il a donné le nom de
spintermètre. « Il n'est pas indispensable, dit Bé-

cléré, pour connaître la qualité des rayons émis
par l'ampoule, de recourir sans cesse au radiochromomètre, mais il suffit d'évaluer la résistance électrique de l'ampoule. Quand on rapproche l'un de
l'autre ses deux fils conducteurs, une étincelle
éclate au moment où la couche d'air qui les sépare
oppose au passage du courant une *résistance équivalente* à celle de l'ampoule. La mesure en centimètres de cette *étincelle équivalente* est facilitée par
un instrument très simple, le *spintermètre*, placé
en dérivation sur le circuit. Le praticien, en pos-
session d'une ampoule nouvelle, commence par
déterminer, à l'aide du radiochromomètre et du
spintermètre, quelles longueurs diverses d'étincelle équivalente correspondent à des émissions de
rayons diversement pénétrants. Il note, par exemple,
que pour l'ampoule en question et pour le spintermètre à boules d'un diamètre déterminé dont il
fait usage, une étincelle de 7 centimètres correspond à l'émission de rayons n° 6. Désormais,
toutes les fois qu'il veut obtenir des rayons n° 6,
il lui suffit donc de régler la pression gazeuse à
l'intérieur de l'ampoule de telle sorte que l'étincelle
équivalente mesure exactement 7 centimètres. »

Le *milliampèremètre* fournit des indications plus
précises encore que celles du spintermètre. Il n'est
point influencé par l'état hygrométrique pas plus
que par les circonstances capables d'ioniser l'air
et de provoquer au spintermètre une décharge
sans rapport avec la résistance de la source radio-

gène. Il présente l'estimable avantage d'être silencieux, et sa seule lecture suffit presque toujours. Quand la tension électrique augmente entre les électrodes, l'intensité diminue, d'où cette conséquence qu'à un fort milliampérage correspondent des rayons facilement absorbables, et inversement.

Il est bien difficile de dire quelle est l'étincelle équivalente au voisinage de laquelle l'examen radioscopique est optimum.

Voici, à titre de simple indication, quelques chiffres obtenus avec une ampoule Chabaud-Villard:

1° *Courant continu* 110 *volts :*

Bobine Drault, 35 centimètres d'étincelle.
Interrupteur à mercure et à gaz (Drault).
Pour des rayons 6-7 B., *intensité* au **primaire** 1 à 2 ampères, au **secondaire** 1 milliampère et demi.
Sur un spintermètre à **pointes mousses** : *étincelle équivalente* environ 7 centimètres.
Différence de potentiel aux bornes de primaire du transformateur : 80 à 90 volts.
Avec un spintermètre à **boules de 1 centimètre de diamètre**, *l'étincelle équivalente* avoisinerait 3 ou 4 centimètres.

2° *Courant alternatif sinusoïdal :*

α. — Sur 110 volts.
Ancien meuble de Gaiffe, avec transformateur à circuit magnétique fermé.

A peu près comme la bobine de Drault.

β. — Sur 70 volts.

Pour des rayons 6-7 B. issus d'un tube traversé par *1 milliampère et demi, la différence de potentiel aux bornes du* **primaire** du transformateur serait comprise entre 45 et 55 volts et *l'intensité* dans ce même circuit entre 3 et 8 ampères.

Mais tous ces chiffres, je ne saurais trop le redire, n'ont absolument rien de constant sur tous les postes d'un type déterminé.

Mesures de sécurité. — Deux dangers sont également à redouter dans un laboratoire de radiologie : les ampoules s'alimentent avec un courant de haute tension : *danger de décharges !* Les ampoules émettent des rayons X : *ces rayons, sans inconvénients pour un malade incidemment examiné, exposent le radiologiste à des lésions très graves, qui ne devraient plus se produire aujourd'hui.*

On se met à l'abri du courant électrique en usant de conducteurs à grand isolement et mieux encore en se tenant à distance suffisante du circuit à haute tension. D'ailleurs, la distance à laquelle les étincelles ne sont plus à redouter est mesurée par l'écartement des pointes du spintermètre.

Le *spintermètre à pointes* est donc un instrument de sécurité, une sorte de parafoudre; à ce titre encore, il mérite de figurer dans une installation.

Mais les champs magnétiques sont intenses, ils donnent naissance à des courants de Foucault sur les parties métalliques du châssis porte-ampoule. Ces courants induits méritent rarement d'être pris en considération. Un moyen très simple de les rendre inoffensifs consiste à mettre à la terre les parties induites. On attache le châssis porte-ampoule avec un fil métallique relié à la tuyauterie d'une canalisation de gaz ou d'eau.

Comme on travaille dans l'obscurité, une bonne mesure de prudence consiste à interposer une barrière entre le malade et l'ampoule, afin que le sujet ne risque pas d'entrer en contact avec les rhéophores.

Il est moins facile de se mettre à l'abri du rayonnement. Trois organes : *la main, l'œil, le testicule,* appellent des précautions spéciales. L'œil et la main se trouvent, par nécessité, sur la trajectoire des radiations. Le testicule est d'une si grande sensibilité qu'il peut être impressionné par des rayons secondaires. Un tablier de plomb ou de caoutchouc baryté protège suffisamment les organes génitaux. Quant à l'œil, les amétropes muniront leur lorgnon de verres en flint lourd absorbant la presque totalité du rayonnement. Les emmétropes pourront porter des verres plans de même substance, il y a même intérêt à recourir à cette deuxième solution, qu'on soit ou non emmétrope puisque aucune raison cosmétique de mise au laboratoire ne limite le diamètre des verres :

on est d'autant mieux protégé que les verres sont
plus grands.

La main est de tous les organes le plus difficile
à mettre à l'abri du rayonnement. Le principal
progrès réalisé dans cet ordre d'idées est l'inven-
tion de commandes à distance ou de commandes
automatiques pour chauffer les osmo-régulateurs.
Mais il y a encore beaucoup à faire. C'est en radioscopie surtout que la main passe dans le champ des
radiations : elle dirige et palpe le malade, cherche
les diaphragmes, indique les images. Les gants ont
de graves défauts : le plus sérieux est la trop faible
opacité ; le plus gênant est le défaut de souplesse.

Aucune de ces critiques, cependant, n'autorise à
les rejeter.

L'idéal serait de limiter rigoureusement l'incidence des rayons X au malade et à la partie de
l'écran à illuminer.

Actuellement, pour la radioscopie l'ampoule
doit être enfermée dans une boîte opaque aux
rayons X. Cette boîte, percée d'une fenêtre dans
la partie opposée à l'anticathode circonscrit l'émission de l'énergie radiante.

C'est à Belot (12) que revient l'honneur d'avoir
fait construire les premiers de ces appareils. Maintenant les différents constructeurs livrent de bons
modèles de localisateurs. Les localisateurs à la
fois opaques aux rayons lumineux et aux rayons X
sont ici les plus précieux, puisqu'ils assurent
l'obscurité du laboratoire.

Enfin l'écran au platino-cyanure de baryum sera doublé d'un verre opaque aux rayons de Röntgen. De la sorte les images lumineuses arrivent jusqu'à l'observateur, tandis que les dangereux rayons sont détruits après impression du récepteur.

Aussi pour se mettre à l'abri pendant les radioscopies, plus n'est besoin de se tenir, comme certains l'avaient fait, en côté de la source radiogène et d'examiner l'image de l'écran dans un miroir. On peut sans aucun risque toucher les images, prendre des calques, mesurer des ombres pathologiques, étudier de près les fins détails, palper en même temps le foie, le percuter, le repérer sur la peau.

Situation de l'ampoule, de l'écran, du malade. — *Localisateurs d'incidence et diaphragme, orthodiagraphie.* — Jusqu'à saturation, la luminosité d'un écran au platino-cyanure de baryum croît avec l'intensité du rayonnement. Dans les conditions de l'exploration radiologique, la saturation n'est jamais atteinte. Il en résulte qu'il y a lieu de faire tomber sur le récepteur une quantité d'excitant aussi grande que possible. Or, toutes choses égales d'ailleurs, l'intensité du rayonnement est en raison inverse du carré de la distance. Cette loi implique la nécessité de rapprocher l'ampoule et l'écran, soit, pour fixer un chiffre approximatif, dé les mettre à 5o centimètres l'un de l'autre.

Les ombres radioscopiques sont soumises aux lois des projections coniques. Il en résulte des déformations, dont l'une est inévitable : la projection des organes fournit une image agrandie.

Il n'y a pas à songer à reculer suffisamment la source radiogène pour réduire cette déformation. Je viens de montrer, au contraire, l'importance qu'il y a d'avoisiner l'ampoule et l'écran ; en outre, le recul rendrait difficiles les manœuvres d'élévation et d'abaissement du tube de Röntgen. En pratique, il est inutile de voir les organes avec leurs dimensions réelles, le déplacement facile de l'ampoule permet de faire des mesures quand même. Nous verrons comment.

Le malade est intercalé entre l'anticathode et le récepteur, sur lequel il s'appuie. Le contact immédiat de l'un et de l'autre conserve aux images le plus de netteté possible et de rapports avec la réalité qu'elles représentent.

Une autre condition de netteté, c'est de lutter contre les rayons parasites.

Les particules matérielles frappées par les rayons de Röntgen diffusent dans tous les sens des rayons secondaires beaucoup moins pénétrants que ceux dont ils dérivent, mais dont le degré de pénétration augmente avec celui des rayons primaires. En conséquence, issus de l'anticathode, les rayons X, à l'intersection de la paroi ampullaire, vont donner naissance à des rayons secondaires peu pénétrants. La paroi sur laquelle se forment ces derniers les enrichit encore à l'aide d'autres rayons formés aux dépens de particules cathodiques aberrantes.

Ainsi, au flux anticathodique s'ajoute une émission pariétale nuisible à la netteté des images.

Là ne se borne pas encore l'origine des rayons parasites : les rayons secondaires proviennent de l'intimité des organes explorés.

Il vient naturellement à l'esprit de placer aussi près que possible de l'ampoule un diaphragme dont le rôle est multiple : il arrête toute la partie des rayons pariétaux émis en dehors de son ouverture ; il limite l'aire irradiée et par suite les rayons secondaires formés dans l'intimité de l'organisme.

Rien n'est frappant comme de constater l'augmentation de netteté prise par une portion d'image au fur et à mesure qu'on rétrécit l'ouverture du diaphragme.

Les diaphragmes employés sont ou du système à iris ou simplement des feuilles de cristal limitant une ouverture rectangulaire. Il serait à désirer qu'on fabriquât des diaphragmes en substance non conductrice de l'électricité, car les courants de Foucault ou les risques d'une mise à la terre laissent toujours craindre des étincelles sur la paroi du tube de Röntgen. Il faut éloigner un peu le diaphragme de l'ampoule. De ce chef le diaphragme perd de l'efficacité en ce qui concerne l'absorption des rayons pariétaux.

Une grande image, une vue d'ensemble, est donc privée de fins détails. De la nécessité de diaphragmer et de varier les incidences se déduit rigoureusement celle de déplacer le malade ou l'ampoule au cours. de l'examen du foie comme de toute investigation radioscopique.

Assurément, il est plus facile d'élever ou d'abaisser l'ampoule que le malade.

Les différents systèmes de châssis porte-ampoule réalisent des mouvements d'élévation et d'abaissement dans un plan vertical. Ils y joignent la translation horizontale dans le plan vertical précédemment mentionné.

L'opérateur tient en main la commande du diaphragme, c'est avec elle qu'il imprime les mouvements nécessaires aux différents éclairements.

Si l'écran est bien vertical, il existe une ligne horizontale partie du foyer anticathodique et perpendiculaire à cet écran. Cette ligne représente la trajectoire d'un rayon fort intéressant : le rayon d'incidence normale à l'écran.

Grâce au déplacement de l'ampoule, si l'on fait passer le rayon d'incidence normale successivement par tous les points périphériques d'un foyer d'ombre, qu'on note sur l'écran chacun des petits foyers lumineux tour à tour apparus, on obtient la projection du foyer d'ombre en vraie grandeur et non déformée.

C'est ainsi que nous pratiquons « *l'orthodiagraphie* » du foie ou simplement d'une partie anormalement développée sur la glande hépatique.

Ce procédé est bien supérieur à tous les calculs géométriques. Certains radiologistes, en compliquant l'orthodiagraphie, ont multiplié les causes d'erreur. Et puis, en clinique, rien n'est suggestif comme la contemplation, « l'inspection » d'un malade ou de l'image de ce malade ».

Aucune construction de géométrie dans l'espace même matérialisé n'excite autant d'impressions dans l'esprit du clinicien.

Comment trouver le rayon d'incidence normal ?

Nous savons que le rayon d'incidence normale est horizontal quand l'écran est vertical. L'écran est donc suspendu par un de ses bords et abandonné à la pesanteur. Il suffit maintenant de déterminer deux points quelconques d'une ligne normale à l'écran et d'amener sur cette ligne le foyer anticathodique.

Cette opération exige un indicateur d'incidence. Celui de Béclère (6) est formé de deux cadres rectangulaires, égaux, portant chacun une croisée de fils métalliques. Les deux cadres, rigoureusement parallèles, sont à une vingtaine de centimètres l'un de l'autre. Les angles sont réunis par des traverses rigides perpendiculaires. L'indicateur d'incidence est placé de façon que les cadres soient parallèles au plan de l'écran. A cet effet, il est fixé sur le pied porte-ampoule au contact du diaphragme, le centre des croisées métalliques correspondant avec le centre du diaphragme.

On met en activité la source radiogène et on la déplace à l'aide de vis de rappel jusqu'à ce que l'image des deux croisées se superpose exactement sur l'écran. On retire l'indicateur d'incidence, le centre du diaphragme coïncide avéc le rayon normal.

Les conditions générales d'un examen radioscopique connues, je vais présenter quelques-uns des châssis porte-ampoule qui peuvent servir à l'exploration du foie.

Dans la grande majorité des cas, l'examen radioscopique se pratique, le malade debout, l'écran est vertical, l'ampoule se déplace dans un plan parallèle à l'écran. Entre l'ampoule et l'écran, le médecin introduit le malade.

Afin d'éviter une position désagréable, il est avantageux d'élever le sujet sur un tabouret ou sur une simple chaise dont le dossier offre un point d'appui, sans gêner l'exploration. Quand on redoute pour un malade la fatigue de la station debout, on le fait asseoir sur un siège de hauteur réglable, pouvant s'adapter à toutes les tailles et capable de pivoter autour de son axe. Un tabouret à vis, du genre des tabourets de piano, muni d'un siège en forme de selle de bicyclette, est particulièrement recommandé, parce qu'il permet l'extension presque complète des cuisses sur le bassin et laisse ainsi aux incursions du diaphragme toute leur amplitude. Suivant que l'examen se fait de face, de profil ou dans une position intermédiaire, la main gantée du médecin oriente le sujet, qui n'a pour rôle que d'obéir docilement.

Châssis de Béclère. — C'est un cadre rectangulaire, vertical, monté sur des pattes à roulettes. La

partie supérieure est munie de potences auxquelles
on suspend l'écran fluorescent. Ce dernier, équili-
bré par des contrepoids, monte et descend à volonté.
Dans le châssis coulisse verticalement un deuxième
petit châssis, sur lequel glisse à son tour un chariot balladeur. L'ensemble est suspendu comme
l'écran pour s'élever ou s'abaisser à volonté et
rester en équilibre dans la position voulue.
L'ampoule est fixée en arrière du chariot balladeur. Devant elle, un diaphragme, mû par une
manette à portée de la main, règle l'admission des
rayons sur le sujet en observation. Dernièrement,
Béclère (8) a présenté à la Société de radiologie
médicale un diaphragme amélioré, avec lequel on
peut utiliser un pinceau de rayons, limité par une
ouverture rectangulaire ; le grand côté du rectangle
est horizontal. Ajoutons, pour être complet, que le
petit châssis tourne autour d'un axe horizontal et
prend toutes les positions intermédiaires à la verticale et à l'horizontale.

Avec le châssis de Béclère et une table d'opération quelconque, on fait les examens sur le sujet
couché, l'ampoule sous la table. La seule condition
de rigueur, c'est que le plan de la table soit transparent et homogène.

Pied de Drault. — Drault, en construisant cet
appareil, s'est proposé de satisfaire à toutes les
exigences de la radiologie médicale.

L'ampoule est mise à l'extrémité d'un bras qui
porte en même temps diaphragme et localisateur.

Un montant vertical, carré, est fixé dans une lourde base roulant sur quatre galets directeurs. Un petit chariot court sur ce montant. Il est suspendu à l'extrémité d'une poulie avec contrepoids dans l'intérieur même du montant. Le bras porte-ampoule glisse dans le chariot ci-dessus décrit. Il en résulte que l'ampoule, le localisateur et le diaphragme se déplacent solidairement dans un plan vertical. Comme avec le châssis de Béclère, l'ampoule se met sous une table, après rotation autour du bras porteur.

A une des dernières séances de la Société de radiologie médicale, Belot a présenté un appareil similaire construit par la maison Gaiffe.

Table de Béclère. — Pour faciliter les opérations dans le décubitus dorsal, il a été imaginé un certain nombre de tables. Au-dessous du malade se trouvent placés : ampoule, diaphragme et localisateur formant un tout qui glisse sur un double système de chariots balladeurs. Les mieux montées sont celles de Belot, d'Haret ou de Béclère. Sans perdre aucun avantage appréciable, la table de Béclère est la plus simple de toutes.

§ 2. — Radiographie.

Avec une ampoule réglable, un châssis porte-ampoule du modèle de ceux que je viens de décrire et un lit d'opération, on peut toujours faire de la radiographie. C'est ainsi qu'ont été obtenues les premières images du foie. Grâce aux progrès réalisés, on fait beaucoup mieux ; d'ailleurs la distension gazeuse de l'estomac oblige à recourir à la radiographie rapide.

C'est une loi aussi ancienne que la radiographie : l'organe exploré doit être immobilisé pendant la pose. La radiographie rapide en apnée supprime l'influence nuisible des mouvements respiratoires.

Mais, même en négligeant la locomotion respiratoire, la distension gazeuse de l'estomac n'est pas prolongée sans inconvénients. Elle produirait, en effet, des déplacements brusques du foie dus au rejet par la bouche d'une quantité plus ou moins grande d'acide carbonique. Des déplacements plus lents, mais également nuisibles, provenant de l'absorption gazeuse par la muqueuse gastrique ou du passage des gaz par le pylore, achèveraient d'estomper la netteté du contour gastro-hépatique. Je vais donc décrire sommairement le matériel et la technique de la radiographie rapide.

En fait de radiographie rapide, je n'ai en vue qu'une radiographie abdominale obtenue en moins de 25 secondes, temps pendant lequel un sujet peut généralement suspendre la respiration. La radiographie instantanée, qui nécessite des appareils extrêmement puissants et fort coûteux, est un luxe dont on se passe ici sans désavantage.

Ainsi entendue, la radiographie rapide peut se faire sur la plupart des bons postes anciens.

Pour impressionner une plaque, deux facteurs entrent en ligne de compte : l'intensité du rayonnement et le radiochroïsme.

Il est évident qu'avec une quantité de radiations « *n* » fois plus grande par unité de temps, la durée d'irradiation devient « *n* » fois plus courte.

La radiographie rapide exige des sources radiogènes puissantes.

D'après les meilleurs auteurs, la qualité du rayonnement concourt plus encore que l'intensité à abréger la pose. C'est d'abord un fait expérimental que la plupart des ampoules molles ont un mauvais rendement. Le rendement optimum, pour une ampoule donnée correspond à un état de vide déterminé. Beaucoup de tubes de Röntgen sont dans les meilleures conditions d'émission quand ils fournissent du 6, 7, 8 B. De plus, avec une ampoule molle, une grande partie de l'énergie radiante est détruite dans l'organisme. Il s'effectue une filtration au sein des viscères, les rayons les moins pénétrants n'arrivent qu'en proportion infime sur le récepteur. Avec une ampoule dure, le *coefficient de filtration* diminue.

Mais les contrastes expriment la grandeur du coefficient de filtration ; les images obtenues avec du 8, 9, 10 B. sont plates, et c'est précisément un des défaut de la radiographie rapide, obtenue avec des rayons très pénétrants, de fournir des clichés pauvres en demi-teintes. Cet inconvénient se compense par une très grande richesse de détails.

Même avec un sujet corpulent, il suffit, en règle générale d'exciter le tube de Röntgen avec un courant de 10 milliampères. Point n'est besoin de faire remarquer la nécessité d'employer des milliampèremètres capables de mesurer les courants mis en œuvre. Le mieux à conseiller est d'avoir un milliampèremètre avec shunt. En service moyen, le shunt est hors circuit, il ne sert que pour la mesure des fortes intensités, en radiographie rapide.

Transformateurs électriques. — Les anciens meubles Gaiffe-d'Arsonval, dans lesquels on augmente le nombre des plaques des condensateurs, sans changer le transformateur à circuit magnétique fermé, arrivent à fournir ces intensités.

Certaines bonnes bobines d'il y a quelques années offrent les mêmes avantages sur courant continu, à condition que l'induit n'ait pas été bobiné avec du fil trop fin et qu'on les munisse du Wenhelt ou d'interrupteurs modernes à jet de mercure et à dialectrique gazeux, par exemple.

Mieux encore est d'avoir un matériel parfaitement adapté à l'émission des fortes intensités en haute tension.

Sur COURANT CONTINU, actuellement, deux constantes caractérisent les bobines intensives :

1° L'inducteur à faible self-induction ;

2° L'induit bobiné en gros fil (160 à 300 millièmes de millimètre de diamètre).

D'ailleurs, les constructeurs livrent ces bobines avec self-induction variable, la grande self s'emploie en radiothérapie, en radioscopie, en radiographie lente, la petite en radiographie rapide.

Sur COURANT ALTERNATIF les recherches semblent avoir été beaucoup plus pénibles; certaines solutions proposées sont si peu pratiques qu'elles ne méritent même pas d'être citées.

Les plus intéressantes utilisent des bobines *extérieurement* semblables à celles employées sur courant continu et des interrupteurs à turbine entraînées par un moteur *synchrone*.

L'amélioration est due à l'utilisation d'une rupture sur chaque phase. Afin d'avoir une onde induite d'ouverture de sens constant, l'inducteur se divise en deux parties d'enroulement inverse. Chacune reçoit exclusivement les alternances de même signe.

A la Société de radiologie médicale, il a été présenté un matériel de ce genre, l'un construit chez Drault, l'autre chez Gaiffe.

Voici les résultats obtenus avec chacun d'eux :

« Au dernier plot du rhéostat (dit Béclère en parlant du matériel Drault) et quand l'ampoule très résistante donne des rayons très pénétrants, du degré n° 7 à l'échelle radiochromométrique de Benoist, je me suis assuré que l'intensité du courant secondaire atteint facilement 12 milliampères. Cette intensité peut, d'ailleurs, être rendue deux fois, trois fois et même quatre fois plus grande au fur et à mesure que l'ampoule moins résistante donne des rayons moins pénétrants.

« Une bobine plus puissante permettrait, bien

entendu, d'obtenir, avec des rayons n° 7, une intensité plus grande que 12 milliampères. »

Au sujet du poste de Gaiffe, Belot donne les indications suivantes :

« Sur alternatif, avec 110 volts au primaire et 10 à 13 ampères moyens (sur chaque phase) on a pu obtenir :

26 milliampères dans un tube de 7 cm. 5 d'étincelle équivalente
17   —   —   9 cm. 5   —   —
15   —   —   12 cm. »   —   —

« Mes essais ont particulièrement porté sur le courant alternatif.

« Voici mes constantes : secteur alternatif, 110 volts, 42 périodes, monophasé, tube Gundelach, donnant des rayons n° 7 à 8 B., de 11 à 12 centimètres d'étincelle équivalente. Deux soupapes Villard en tension dans le circuit...

« En prenant au primaire le maximum permis par le tableau, l'ampèremètre continu marquait 12 à 13 ampères moyens sur chaque phase. Au secondaire, avec le tube de Gundelach à ailettes donnant des rayons 7 à 8 on lisait 16 à 17 milliampères. »

Ampoules. — Les tubes dont j'ai donné la description à propos de la radioscopie ne supportent pas les intensités utilisées en radiographie rapide. L'anticathode atteint le point de fusion, elle est percée par le bombardement cathodique. Le refroidissement par l'eau dans les systèmes à réservoir ne met pas à l'abri de cet accident.

- Le seul moyen propre à empêcher la perforation

de l'anticathode est de la souder à l'extrémité d'une
forte masse métallique conductrice de la chaleur.
Le miroir anticathodique est fait de platine ou
d'irridium. La cathode est elle-même renforcée car
elle s'échauffe et risque de se fendiller.

Il faut maintenant dissiper le plus vite possible
la chaleur développée au point de convergence des
rayons cathodiques. Les ampoules Gundelach à
ailettes sont les mieux imaginées à ce point de vue.
L'anticathode est à l'extrémité d'un tube métallique
bon conducteur de la chaleur. Une grosse tige de
platine traverse la paroi de verre et entre en contact intérieurement avec le support de l'anticathode,
extérieurement avec un radiateur à ailettes.

Ce qui différencie les ampoules intensives, c'est
la construction et la position de l'anticathode, le
système de refroidissement et le procédé de régénération.

Les ampoules Gundelach (type Dauer-Patent) ont
l'anticathode formée par une masse de fer volumi-
neuse continuée jusqu'à la paroi par un cylindre
métallique assez gros et noirci. La perte de chaleur se fait par rayonnement.

Le régulateur de vide est un petit condensateur
formé par un cylindre de verre garni sur ses faces
interne et externe d'une couche d'un corps chimique riche en gaz. Ce cylindre est dans un tube
annexe raccordé avec l'ampoule : un fil se rend à
la couche interne, un autre à l'externe.

Pour diminuer le vide, on joint les fils du régu-

lateur à l'anode et à la cathode de l'ampoule ; le
courant passe sur le régénérateur même lorsque
l'ampoule trop dure ne se laisse plus traverser. La
disposition en condensateurs permet d'utiliser la
totalité du gaz inclus dans la matière active.

Heinz Bauer (Berlin) a fait une ampoule à anticathode massive en cuivre. Grâce à certains détails
de construction, ce modèle ne tend qu'à durcir sous
l'influence des fortes intensités. Le refroidissement
est obtenu par la circulation de l'air atmosphérique
dans le support de l'anticathode.

La Central Röhre de la maison Binger (Berlin)
a créé une ampoule dont l'anticathode est en forme
de demi-sphère. Lorsque l'onde inverse traverse le
tube, les rayons cathodiques normaux à la surface
d'émission risquent moins de détériorer l'appareil.
La dissipation de la chaleur se fait par un radiateur à lames plissées.

Rosenthal (maison Polyphos, Munich) a fabriqué
une série d'ampoules dites intensives, elles donnent
des images remarquablement nettes. Leur durée
est un peu trop limitée par suite de la faible ré-
serve gazeuse contenue dans le réservoir annexe.

Mentionnons encore les tubes bicathodiques de
Koch Sterzel, ingénieusement imaginés pour parer
aux dangers du courant inverse.

Enfin les ampoules françaises de Drissler, malheureusement dépourvues, elles aussi, de l'osmo-
régulateur. Cependant, le dernier modèle du professeur Bergonié paraît donner complète satisfaction.

Précautions à prendre et réglage des tubes à grande puissance. — Ici, plus encore qu'en radioscopie, on ne saurait trop prendre de précautions pour se mettre à l'abri des décharges et du flux de Röntgen.

Les rhéophores à grand isolement sont de rigueur. On les suspend dans l'espace. On ne les laisse en contact qu'avec des matériaux d'une rénitivité de plusieurs mégamégohms (ébonite, paraffine, verre).

Il est particulièrement important de les tenir à distance des tubes radiogènes, aux électrodes desquels, seuls, ils doivent toucher.

Cette mesure évite les effets de condensation et les décharges capables de fusiller les ampoules.

Il est sage d'être seul à manipuler les conducteurs et le poste électrique.

La partie la plus délicate est assurément le réglage de la source radiogène.

Suivant les états de service, une ampoule intensive se comporte de façon différente.

A de rares exceptions près, un tube neuf ne supporte pas les fortes intensités sans mollir instantanément. Cela tient à ce que le vide a été fait imparfaitement tant pour le gaz libre que pour le gaz inclus dans le métal.

Le praticien peu expérimenté en radiographie rapide étudiera donc les ampoules neuves avec beaucoup de doigté. Il les mûrira en leur faisant supporter pendant plusieurs heures un régime croissant de 1/2, 1, 2, 3, 4 milliampères. Augmentant ainsi l'intensité très progressivement, on se rend compte du régime maximum possible, sans mollissement.

Une ampoule stable à 10 ou 15 milliampères est prête pour l'usage. En fin de carrière, les ampoules sans osmo-régulateur sont devenues trop dures. Elles ne se régénèrent plus. Considérons le cas d'une bonne ampoule arrivée à maturité.

La durée de service décroît très vite au fur et à mesure que le courant excitant est plus intense. En tout cas, il y a toujours danger de mollissement subit, si la paroi ou les électrodes emmagasinent une certaine quantité de gaz latent. Cet incident fâcheux est particulièrement évitable : on ne se sert qu'exceptionnellement du dispositif de régénération, mais à chaque fois que l'atmosphère intérieure du tube est trop raréfiée, on donne un sérieux *coup de torchon*, principalement près des électrodes.

Rien plus que le courant inverse n'est préjudiciable aux tubes à vide. On ne recommande pas assez de multiplier les soupapes genre Villard.

Sur meuble de Gaiffe, outre les deux soupapes en dérivation, il est avantageux d'intercaler un de ces appareils en série avec le tube de Crookes.

Sur bobine, deux soupapes en série valent mieux qu'une, leur résistance au courant direct est négligeable.

Les ampoules à osmo-régulateur se mettent bien au point. Avec les autres, il n'en est pas toujours de même. Voyons en tout cas la technique du réglage :

La radiographie rapide ne permet guère de faire varier pendant la pose la qualité de l'émission d'énergie radiante. C'est avant l'opération que le tube est amené au degré de vide désirable. Pour cela, point n'est besoin d'utiliser de fortes intensités, 1 à 2 milliampères suffisent. A l'aide du radiochromomètre ou des mesures électriques on opère comme je l'ai indiqué à propos de la radioscopie.

Pendant la pose, le pouvoir pénétrant du rayonnement diffère de ce qu'il était au moment du réglage : en supposant constante la pression entre les électrodes, ce qui est rare, l'excitation plus intense change le radiochroïsme.

Cependant, la qualité des rayons d'un tube donné reste à peu près la même à partir d'une certaine intensité. A mesure que le tube durcit, les courbes des variations du pouvoir pénétrant, en fonction de l'intensité, tendent à s'infléchir et à devenir parallèles à l'axe des abscisses où sont portées les intensités. D'après certains auteurs, une ampoule est bien réglée quand elle émet des rayons 4 à 6 B. avec un excitant de 1 milliampère.

En supposant que le pouvoir pénétrant reste invariable malgré la quantité d'énergie radiante produite, pendant la pose on ne retrouverait pas la longueur d'étincelle équivalente du réglage. La distance explosive augmente en fonction de l'intensité.

Ce n'est qu'à partir d'un certain moment qu'elle tend à une limite.

Un opérateur méthodique, désireux de connaître les conditions dans lesquelles il travaille, étudie d'une manière approfondie les constantes d'une ampoule.

Une série d'images du radiochromomètre prises en intensif dans des conditions de voltage et d'intensité (au primaire et au secondaire) soigneusement notées fournit des bases d'appréciation.

En utilisant, conjointement avec le radiomètre sensible, par exemple celui de Kienböch, ou le fluoromètre de Guilleminot, on aura un barême pour calculer, à chaque pose, la quantité et la qualité du rayonnement.

Bien entendu, avant chaque mesure quantitative et qualitative en marche intensive, on se rend compte de la façon dont l'ampoule se comporte sur un courant de 1 milliampère. Ces notions sont consignées sur une table divisée en deux colonnes. Les constantes de fonctionnement sont relatées à gauche en basse intensité, à droite en intensif.

Avant toute opération, le tableau sert à prévoir, d'après le réglage sur 1 milliampère, quelle sera l'émission en forte charge.

Cette façon de faire, aussi peu empirique que possible, ne met pas à l'abri des surprises.

Si l'ampoule se montrait pendant la radiographie autre qu'on ne l'avait prévue, la lecture des galvanomètres renseignerait encore sur l'émission.

La pose serait, en conséquence, prolongée ou abrégée.

Ci-joint quelques barêmes :

1° Sur ancien meuble de Gaiffe ;

2° Sur nouveau meuble de Gaiffe intensif (bobine Rochefort-Gaiffe et condensateurs;

3° Sur bobine intensive de Drault (courant continu).

Meuble intensif pour courant alternatif comprenant une bobine Rochefort-Gaiffe et des condensateurs avec dispositif pour moyen ou grand débit.

Les mesures sont faites après connexions pour grand débit, la quantité d'énergie radiante n'a pas été mesurée.

1° *Ampoules Polyphos (Rosenthal) (anticathode en platine). Courant sinusoïdal (secteur* 110 *volts,* 42 *périodes).*

Pour 1 m. A.	Intensif.
Intensité au primaire 8-10 A.	Intensité au primaire, 28 A.
Différence de potentiel aux bornes du transformateur, 45 volts.	Différence de potentiel aux bornes du transformateur, 100 à 105 volts.
Étincelle équivalente, 3 à 4 centimètres (spintermètre à pointes mousses).	Étincelle équivalente, 10 centimètres.
	Intensité au secondaire, 4 à 5 m. A.
Degré radiochromométrique, 4 B.	Degré radiochromométrique, 5-6 B.

Pour 1 m. A.

Intensité au primaire, 10 A (environ).

Différence de potentiel aux bornes du transformateur, 48-50 volts.

Étincelle équivalente, 5 centimètres.

Degré radiochromométrique, 5 B.

Intensif.

Intensité au primaire, 27 A.

Différence de potentiel, 103 à 106 volts.

Étincelle équivalente, 12 à 13 centimètres.

Intensité au secondaire, 3 à 4 m. A.

Degré radiochromométrique, 6 B (fort).

1 m. A.

Intensité au primaire, 10 A.

Différence de potentiel aux bornes du transformateur, 55 volts.

Étincelle équivalente, 7 centimètres.

Degré radiochromométrique, 6 B.

Intensif.

Intensité au primaire, 26-27 A.

Différence de potentiel aux bornes du transformateur, 103 à 107 volts.

Étincelle équivalente, 14 centimètres.

Intensité au secondaire, 2 à 3 m. A.

Degré radiochromométrique, 6-7 B.

1 m. A.

Intensité au primaire, 9 A.

Différence de potentiel aux bornes du transformateur, 60 à 65 volts.

Étincelle équivalente, 10 à 12 centimètres.

Degré radiochromométrique, 7-8 B.

Intensif.

Intensité au primaire, 25 A.

Différence de potentiel aux bornes du transformateur, 105 à 107 volts.

Étincelle équivalente, 16 centimètres.

Intensité au secondaire, 1 à 2 m. A.

Degré radiochromométrique, 8 B.

2° *Avec ampoule Gundelach à ailettes.*

Pour 1 m. A.

Intensité au primaire, 10 à 18 A.

Différence de potentiel aux bornes du transformateur, 40 volts.

Étincelle équivalente, 4 centimètres.

Degré radiochromométrique, 4 B.

Intensif.
(24° et dernier plot.)

Intensité au primaire, 27 à 28 A.

Différence de potentiel aux bornes du transformateur, 100 à 105 volts.

Étincelle équivalente, 10 centimètres.

Intensité au secondaire 7 à 8 m A.

Degré radiochromométrique, 5 à 6 B.

Pour 1 m. A.

Intensité au primaire, 9 à 10 A.

Différence de potentiel aux bornes du transformateur, 50 volts.

Étincelle équivalente, 6 à 7 centimètres.

Degré radiochromométrique, 5 B.

Intensif.

Intensité au primaire, 25 A.

Différence de potentiel aux bornes du transformateur, 102 à 107 volts.

Étincelle équivalente, 14 à 15 centimètres.

Intensité au secondaire, 4 m. A.

Degré radiochromométrique, 7-8 B.

Plaques. — Afin de les soustraire au voile de Röntgen, les plaques sensibles ne sont introduites dans le laboratoire qu'au moment même de l'impression.

Un grand nombre de fabricants livrent d'excellentes plaques X. La supériorité des unes et des autres est affaire d'appréciation individuelle. Certains radiologistes, dont le docteur Belot, vantent

les plaques Schleussner, surtout pour la radiographie abdominale. Les plaques intensives de Jougla,
formule Mercier, joignent à une grande sensibilité
la latitude d'un écart de pose appréciable.

Toutefois, avant d'ouvrir la boîte, on se souvien-
dra que la gélatine est recouverte d'une seule
épaisseur de papier noir et d'un papier paraffiné
transparent. Sans châssis porte-plaque, le papier
paraffiné est détestable : il glisse sous le malade,
se déchire et se froisse. Le papier noir de son côté
est inégalement opaque à la lumière, d'où la
recommandation de n'ouvrir la boîte neuve qu'à
la lumière rouge, d'éliminer les papiers paraffinés
et de recouvrir chaque plaque d'une deuxième
enveloppe opaque.

Cela fait, les opérations de la radiographie proprement dite vont commencer.

Position du malade. — Le foie se radiographie,
le sujet couché ou assis. Le sujet couché repose
sur un plan résistant et l'ampoule, suivant les cas,
prend place au-dessus ou au-dessous de la table
d'opération. Il n'y a pas lieu de revenir sur la description du châssis ou des pieds porte-ampoule,
pas plus que sur les plaques avec ampoule mobile
au-dessous.

Il est parfois très avantageux de recourir à un
fauteuil spécial, le pendant du tabouret radioscopique. Le fauteuil offre de multiples avantages.

Voici longtemps déjà qu'en Allemagne on emploie, pour la radiographie du thorax dans la posi-

tion assise, un fauteuil qui porte le nom des doc-
teurs Holzknecht et Kienböck, ses inventeurs.
Sans entrer dans la description détaillée de ce
fauteuil, sa caractéristique est de posséder un
dossier, non seulement mobile dans le sens vertical, entre les deux montants qui le portent, mais
encore entièrement amovible. La plaque sensible
est appliquée contre ce dossier muni au bord inférieur d'une gouttière pour la maintenir en place, et
le malade y appuie soit le dos s'il s'y asseoit à la
manière habituelle, soit le sternum s'il s'asseoit en
sens inverse, entre les deux montants du fauteuil,
soit une des aisselles s'il s'asseoit de côté, soit
enfin une région de la poitrine, intermédiaire à la
précédente, s'il s'asseoit jambe de-ci, jambe de-là,
et pour ainsi dire à cheval sur l'un des montants,
suivant que le médecin veut radiographier le thorax de dos, de face, de profil ou obliquement.

Dans le même but, depuis bientôt trois ans,
Béclère emploie un fauteuil construit sur ses indications à l'imitation du siège allemand. La forme
générale est conservée. Dans le modèle français,
le dossier n'a plus seulement pour but de soutenir
la plaque et le malade qui s'y appuie, ce dossier
se compose de deux parties distinctes : d'une part
le dossier proprement dit, formé d'une mince
planchette à la fois très solide et très transparente
aux rayons de Röntgen, d'autre part un écran
fluorescent de mêmes dimensions que la planchette
et appliqué contre celle-ci sur la face opposée à

celle où s'appuie le malade. Cet écran fluorescent joue le rôle de la glace dépolie des appareils photographiques. Il permet au médecin radiologiste de commencer par l'examen radioscopique et de choisir parmi les images qui se succèdent sur l'écran, tandis qu'il modifie les positions respectives de l'ampoule et du fauteuil, celle qui lui paraît la plus intéressante. C'est alors seulement qu'il dispose entre la planchette et l'écran la plaque sensible sur laquelle cette image sera fixée. Dans ce but, l'écran, articulé par le bord inférieur avec le bord correspondant de la planchette, peut s'en écarter à volonté.

Tout dernièrement, un modèle léger et pliant vient d'être créé par Béclère pour rendre les mêmes services au domicile du malade.

Grâce au fauteuil de Béclère, ont été obtenues quelques-unes des plus intéressantes radiographies dont je reparlerai.

Dans les circonstances où le fauteuil n'est pas mis à profit dès l'abord, l'examen radioscopique précède la radiographie : c'est lui qui donne le siège de la lésion, donc la position de choix pour l'impression des clichés. Les images en position sagittale sont très difficiles à faire dans le décubitus, certaines lésions commandent formellement la position assise. Un kyste hydatique de la convexité hépatique partiellement évacué dans les bronches s'exprime d'une façon différente suivant que le malade est couché sur une grande plaque ou radiographié dans le fauteuil. Dans le décubitus, le liquide du kyste s'étale parallèlement au récepteur et projette une ombre uniforme, muette sur la question de l'abondance du liquide par rapport à la quantité de gaz intra-kystique. Au contraire, si le récepteur est vertical, la limite entre le liquide et le gaz se dessine presque aussi nettement que dans un hydropneumothorax examiné à l'écran. On pourrait multiplier les exemples. C'est affaire d'à-propos ou de sens clinique de varier la technique pour la rendre plus féconde.

Règle générale, toutes les lésions de la face diaphragmatique s'étudient au fauteuil. Les lésions de la face inférieure commandent la distension gazeuse de l'estomac, par suite le décubitus dorsal.

Il n'y aurait pas lieu de compter obtenir un cliché intéressant sur une radiographie sagittale de la face gastro-intestinale. Malgré la transparence gastrique, les projections se confondent et se noient dans un gris uniforme impropre à l'analyse. La face inférieure du foie est oblique de bas en haut et de droite à gauche; à la partie tout inférieure, seulement, une tuméfaction porterait sur l'écran une ombre en relief sur celle de la glande, si l'épaisseur de la région traversée et la grande densité du contenu intestinal n'avaient altéré et filtré le rayonnement. Ce dernier est dès lors trop pénétrant et trop chargé de rayons parasites pour subir une absorption visible sur un cliché.

La main, dont les os ont à volume égal un pouvoir absorbant plus grand que celui d'un kyste, d'une tumeur ou d'un abcès, se distingue à peine sur un écran au platino-cyanure de baryum quand elle touche le flanc d'un malade épais, examiné dans la position sagittale. La difficulté de distinguer la main relève de la même cause que l'impossibilité de voir le kyste, l'abcès ou la tumeur de la face inférieure du foie examiné de profil.

En résumé, les vues de profil complètent l'exploration de la coupole hépatodiaphragmatique. A la face inférieure, au contraire, les seuls examens frontaux sont utiles.

Position de choix quand il s'agit de la face thoracique du foie. — Le dossier du fauteuil, face au diaphragme, est disposé à 60 centimètres environ de l'anticathode. Par ailleurs : laboratoire aussi sombre que possible en vue de l'adaptation rétinienne, source radiogène montée sur un pied-support ou sur le châssis porte-ampoule, diaphragme grand ouvert.

Le malade prend place dans le fauteuil.

L'écran fluorescent facilite l'étude des différentes perspectives : le praticien fait asseoir le malade alternativement de dos et de face, il oriente le fauteuil, déplace l'ampoule dans tous les sens. Parmi les images successivement apparues, la plus démonstrative est celle à conserver : malade, fauteuil et ampoule sont disposés en conséquence. On ferme le diaphragme juste assez pour circonscrire la surface irradiée au plus à la limite de l'écran. On arrête l'émission.

Conserver la mise au point et immobiliser le sujet est avec certains enfants et la plupart des névropathes une nécessité à laquelle il n'est satisfait ni sans patience, ni sans imagination. Le fauteuil, il est vrai, se prête admirablement au choix d'une position facile, compatible avec le relâchement musculaire : les bras se fixent à volonté dans la position la plus favorable, l'obliquité du siège oblige à porter tout au long sur l'écran, enfin l'appui-tête vient cueillir les temporaux pour les emprisonner solidement. Plus encore, au châssis porte-plaque s'adaptent deux boutons latéraux saillants. Une bande de toile entoure les individus moins dociles, se réfléchit sur les boutons et s'attache à des sacs de sable pesamment chargés et abandonnés dans l'espace.

Tout est disposé, sauf la plaque sensible qu'il est temps d'introduire derrière l'écran.

Pendant la pose, le malade va rester en apnée. Sachons qu'il est plus facile de prolonger l'apnée en inspiration. Quelques respirations forcées ou mieux encore des inhalations d'oxygène superoxydent le sang et diminuent consécutivement le besoin de respirer.

Il importe de cesser l'irradiation avant tout mouvement thoracique, le malade est donc prié de ne pas reprendre haleine sans avoir, du doigt ou de l'œil, averti de couper le circuit.

La pose terminée, on porte la plaque au cabinet noir, et l'on procède au choix de la meilleure perspective en position sagittale.

Rien de plus à dire en ce qui concerne l'impression de la deuxième perspective.

Position de choix quand il s'agit de la face inférieure du foie. — A côté de la distension gazeuse de l'estomac quelques précautions rendent service pour diminuer l'opacité abdominale. Le sujet doit être purgé et à jeun.

Carl Beck (4) recommande en outre de lui faire prendre de l'opium afin de diminuer le péristaltisme intestinal. L'opium présente encore l'avantage de rendre le malade plus calme et plus tolérant.

Nous avons déjà dit que le décubitus dorsal rend service pour l'examen d'un sujet dont l'estomac est partiellement rempli de chyme ou d'ingesta. Dans cette position, les gaz s'étalent au-dessous de la face antérieure de l'estomac.

La transparence gastrique arrive ainsi à différer de celle du foie.

Ampoule sous la table d'opération, diaphragmes grands ouverts, laboratoire toujours faiblement éclairé, patient étendu dans la position de relâchement et immobilisé par une sangle passant sur l'hypogastre et fixée à des sacs de sable. La tête est appuyée ou même immobilisée comme le bassin.

A l'aide d'un écran fluorescent, l'opérateur repère la face inférieure du foie, règle l'ouverture du diaphragme et la position de la source radiogène. Le rayon d'incidence normale doit raser la face inférieure du foie. Cela fait, le malade absorbe successivement la solution de bicarbonate de soude et d'acide tartrique. Le récepteur prend place sur l'abdomen et sur la partie inférieure du thorax. Il est recouvert d'une planche doublée de plomb et fixée, à l'aide d'une large bande aux extrémités de laquelle des poids de 1 ou 2 kilogrammes seulement sont suspendus.

Comme dans le fauteuil, des respirations forcées ou des inhalations d'oxygène préparent l'apnée volontaire pendant laquelle a lieu l'irradiation.

La grande épaisseur de la paroi abdominale postérieure, la situation, la forme du bord antérieur du foie plaident en faveur de l'exploration radiologique, telle qu'elle vient d'être décrite. Celle-ci est de beaucoup préférable à la technique habituelle, c'est-à-dire au décubitus dorsal sur une plaque postérieure avec pénétration ventrale du rayonnement. Complément ou de pis-aller, telles sont cependant les indications de cette position peu favorable.

Temps de pose. — Le temps de pose en radiographie rapide est d'une appréciation délicate. L'habitude est le meilleur guide, surtout avec les tables précédemment conseillées. Aubourg, qui a communiqué ses temps de pose à la Société de radiologie médicale, obtient en 20 secondes une bonne image de l'abdomen. Il se sert d'une ampoule

Gundelach à ailettes, réglée pour du 7 Benoist et traversée par un courant de 7 milliampères.

Développement. — Quelles que soient les précautions prises, il est bien rare qu'on puisse se flatter d'avoir une pose normale. En dehors du radiochroïsme, la transparence du malade et la sensibilité des plaques conduisent à des écarts insoupçonnables.

C'est-à-dire qu'un révélateur de composition définie n'est adapté qu'aux clichés dont, par hasard, la pose s'harmonise avec la constitution du bain.

Le danger est d'attaquer le bromure d'argent par un bain poussant au voile ou au contraire d'une énergie insuffisante pour fouiller les parties faiblement irradiées.

Le révélateur chimique se compose de plusieurs parties : un *réducteur* : « acide pyrogallique, hydroquinone, métol, pyrocatéchine, etc... » ; un *conservateur* : le sulfite de soude ; un *alcali* : la soude, potasse ou carbonates alcalins ; un *retardateur* : soude ou bromure de potassium.

Le *réducteur* s'empare de l'oxygène de l'eau et *met l'hydrogène en liberté.*

Le *sulfite* empêche *l'oxydation du réducteur par l'air atmosphérique*. Mais la décomposition de l'eau ne se produit qu'en *milieu alcalin* et quand l'hydrogène libéré est en présence de bromure d'argent irradié.

L'*alcali* est *accélérateur*, les *acides* (qui détruisent l'alcali) sont *retardateurs ;* le *bromure de potassium* diminue la tension de dissociation du bromure d'argent, le dissout, d'où retarde le développement et *affaiblit le cliché.* Le réducteur pousse au contraste, l'alcali aux détails, mais au voile. Or, la radiographie rapide *à l'aide des rayons très pénétrants* tend à fournir des clichés riches en détails mais plats. De là, nécessité des bains pauvres en alcali et dont l'agent réducteur n'ait pas la propriété de pousser au gris, comme le métol employé sans correctif.

Avec certains révélateurs (diamidophénol par exemple) l'alcali est inutile, c'est le conservateur :· le sulfite de soude qui le remplace.

Quoi qu'il en soit, la prudence conseille de tâter le développement avec un bain pauvre en bromure pour ne pas affaiblir un cliché peut-être sous exposé, pauvre en alcali pour ne pas griser s'il y a surexposition.

L'image apparaît-elle dès les premières secondes, augmenter la proportion de réducteur. En cas contraire, l'accélérateur, l'alcali, ajouté peu à peu et parcimonieusement fouille les grands blancs sous l'œil de l'opérateur, puis le développement se termine dans un bain moins alcalin qui rend de la vigueur à l'ensemble.

CHAPITRE V

IMPORTANCE CLINIQUE DE L'EXPLORATION RADIOLOGIQUE DU FOIE

Les changements de *position*, de *volume* et de *forme* du foie sont donc visibles à la lumière de Röntgen. Ce sont signes précieux, dont quelques exemples montreront l'intérêt.

Changements de position du foie. — La radioscopie du foie ne permet pas d'assigner à cet organe une position de repos. Il s'élève et s'abaisse de 2 à 4 centimètres pour suivre les mouvements du diaphragme. La réduction de l'amplitude en ce qui concerne la locomotion diaphragmatique se rencontre chez les sujets du type respiratoire costal supérieur ; elle est *symétrique* à droite et à gauche, elle peut coïncider avec l'absence de tout état pathologique.

Le plus souvent elle plaide en faveur de *l'emphysème pulmonaire* : de chaque côté, le diaphragme est plan, horizontal, peu mobile ; les champs pulmonaires sont allongés.

Indépendamment des mouvements respiratoires, le foie se déplace encore sous d'autres influences : les unes normales, les autres pathologiques. Ces dernières nous intéressent au plus haut chef : rien mieux que la radioscopie ne permet le contrôle et la mesure des mouvements hépatiques.

Avant la découverte de Röntgen on ne possédait aucun moyen clinique de connaître la hauteur de la coupole diaphragmatique. Le sommet de cette coupole saillante dans le thorax échappe à la palpation et même à la percussion. A l'écran, elle se profile, au contraire, remarquablement bien sur la zone brillante du champ pulmonaire avoisinant, et l'orthodiagraphie la projette avec précision par rapport à la paroi.

Suivant l'*habitus* ou le *décubitus*, les rapports du foie et du gril sterno-costal se modifient. Le foie d'un acrobate qui marche sur les mains est au moins d'un espace intercostal plus élevé que dans la marche commune. De même, en passant de l'habitus vertical au décubitus dorsal, le diaphragme remonte dans le thorax.

La *périhépatite, certaines affections abdominales ou pleurales* immobilisent le foie plus ou moins. La *flaccidité de la sangle musculaire*, qui forme en partie la paroi abdominale, et le *relâchement des ligaments viscéraux* (maladie de Glénard) agissent inversement : le foie est très mobile, il se déplace de 5 centimètres et plus en passant du décubitus à l'habitus vertical, il tombe vers la gauche dans la position latérale gauche, il revient à droite quand le malade se retourne. A l'écran, on suit toutes les phases de ces déplacements, et l'on juge en même temps de la fixité du cœur ou de l'estomac généralement atteints aussi.

Indépendamment de la *cinématique* du foie, il est des circonstances, normales ou non, qui modifient sa hauteur d'une manière permanente. Le *météorisme*, l'*ascite*, les *tumeurs intra-abdominales*, la *distention vésicale*, la *grossesse avancée* diminuent le champ pulmonaire au profit de l'abdomen. De même, la *sclérose pulmonaire* ou la *symphyse pleurale*.

Par antithèse, d'autres lésions, les *épanchements liquides de là plèvre droite*, *l'emphysème*, la *flaccidité de la paroi abdominale* abaissent la masse hépatique. D'après Carl Beck (4), la *vésicule biliaire enflammée et les adhérences entre l'intestin* exercent sur le foie des tractions auxquelles il obéit.

De tous les changements de rapports du foie, un des plus rares est la *transposition à gauche*. Elle coïncide avec la transposition des viscères. Dans l'ensemble et sans considérer les os, l'image radioscopique ressemble à celle d'un sujet examiné dans la position diamétralement opposée.

Un malade porteur d'une grosse rate et dont le cœur serait attiré à droite consécutivement à des lésions pulmonaires ne serait pas pris pour un cas d'inversion des viscères, grâce à la situation gauche du cul-de-sac gastrique et droite de la région pylorique que le radiodiagnostic soulignerait.

Changements de volume du foie. — Organe vasculaire et plastique, le foie est susceptible de distension et de retour au volume initial. Dans certaines affections circulatoires (asystolie, insuffisance tricuspidienne), les battements hépatiques se voient à la radioscopie. L'organe subit une expansion systolique ; comme le cœur, il est animé d'un mouvement rapide facile à suivre. Mais des variations de volume beaucoup plus lentes demandent, pour être mises en évidence, des mesures orthodiagraphiques. Nous avons appris à suivre le contour des organes avec le rayon d'incidence normale et à tracer sur l'écran l'aire de projection non déformée. C'est ainsi qu'il faut procéder pour déceler les oscillations cubiques du foie suivant les états physiologiques ou pathologiques.

Après distension gazeuse de l'estomac, on prend le calque orthodiagraphique de la périphérie hépatique ; la comparaison des différents calques montre très exactement comment se comporte le volume de la glande. C'est un renseignement précieux à cause de sa précision : les physiologistes s'en serviront pour fixer la question *des variations de volume du foie suivant les temps de la digestion, suivant la tension vasculaire*, etc.

En pathologie, l'orthodiagraphie complète l'étude suivie d'un *foie cardiaque, d'une cirrhose ou d'un néoplasme massif*.

Le *foie cardiaque*, comme le *foie atteint de cancer primitif* (cancer massif), est uniformément augmenté de volume. Mais, tandis que les battements sont fréquents quand il s'agit d'une manifestation asystolique, ils sont encore à rencontrer dans le cancer.

La cirrhose ne modifie pas seulement le volume du foie : elle est capable de creuser de « notables inégalités, qu'on pourrait confondre avec celles du carcinome si la diminution de volume de l'organe n'était en contradiction avec cette hypothèse (C. Beck) (4) ».

Le radiodiagnostic des affections hépatiques s'adresse moins encore aux différentes lésions dont il vient d'être question qu'à d'autres d'un diagnostic parfois plus difficile ou même impossible avec les seules ressources des procédés d'investigation habituels. Les *anomalies de configuration congénitales ou consécutives à certaines habitudes* (corset) et surtout *l'abcès, le kyste* et *les tumeurs localisées à certains lobes ou segments de lobe* ont fourni l'occasion d'observations dont quelques-unes ne peuvent être passées sous silence. Ces maladies sont d'autant plus intéressantes pour nous qu'elles se localisent de temps en temps à des régions (par exemple la coupole hépatique) où la percussion et la palpation ne les font reconnaître que tardivement. A ce moment, leur développement est considérable, leur curabilité plus aléatoire.

« Chez un homme de 55 ans, dit Carl Beck (4), la palpation qui révélait une augmentation de volume ne renseignait pas sur la configuration bosselée, adossée au diaphragme... Il est une série de cas où l'exploration est rendue très difficile par un important pannicule adipeux, par du météorisme ou de l'ascite. Alors l'exploration radiologique est importante. »

Après avoir parlé des changements de position et de volume du foie, la connaissance des radiogrammes concernant *les malformations, les abcès, les kystes ou productions néoplasiques* nous autorise à les décrire sous la rubrique générale : changements de forme du foie.

Changements de forme du foie. — Avec la *cirrhose*, il a déjà été question des modifications de conformation. Les parties déformées *sont ou ne sont pas constituées par du parenchyme normal.* De là cette division *des changements de forme du foie : changements sans modification de texture, changements avec altération des tissus.*

1° LA TEXTURE EST INTACTE. — *Anomalies congénitales de configuration.* Cruveilhier a le premier signalé deux espèces de *sillons accidentels* sur la face supérieure du foie. Les anatomistes les distinguent en sillon costal et en sillon diaphragmatique. Quand le sillon costal est très développé, le foie prend l'aspect d'un sablier à deux lobes (foie en sablier).

Les sillons diaphragmatiques siègent sur le sommet du foie, surtout à la limite des deux lobes. Leur direction est antéro-postérieure. Ils sont multiples, profonds de 1 à 2 centimètres. Ils donnent

à la coupole diaphragmatique un aspect irrégulier.
On les voit surtout dans l'inspiration profonde,
quand on pratique l'examen frontal.

Presque toujours ces sillons s'accompagnent
d'autres déformations.

Foie étranglé par le corset. — D'après Charpy,
le corset n'abaisse pas le foie, il le surélève au
contraire et le met en rétroversion ; « il est vrai que
dans la grande majorité des cas on trouve le bord
inférieur bien au-dessous des côtes et même dans
la fosse iliaque ; mais, outre que dans ces cas l'abaissement est compliqué d'antéversion et d'allongement vertical du viscère, ce déplacement n'est
rendu possible que par la *détension* abdominale
qui accompagne ordinairement la constriction.
L'intestin grêle prolabé, le côlon transverse vide
ou abaissé, l'estomac plus ou moins disloqué, ne
fournissent plus au foie le coussin élastique qui le
maintient en place. Il fuit du côté de la moindre
résistance.

« Le véritable *foie de corset*, dit Carl Beck (4),
se distingue à la radiographie par la forme caractéristique. La pression des côtes inférieures sur le
foie conduit, par l'étranglement progressif, à la
formation, sur la face antérieure du lobe droit, d'un
sillon transversal qui le divise en deux parties
réunies par un pont à la manière de certains boutons de manchette. La stase circulatoire qui en
résulte pourrait expliquer la grande tendance à la
lithiase. »

2° CHANGEMENTS AVEC ALTÉRATION DU PARENCHYME.
— *Face supérieure du foie.* — A cause de sa visibilité naturelle aux rayons X, les plus anciennes
observations concernent le radiodiagnostic des
affections de la face supérieure du foie.

Foie syphilitique. — La syphilis déforme le foie,
elle creuse des sillons entre lesquels se dessinent
des voussures. Radioscopiquement, ces irrégularités
rappellent surtout celles d'un carcinome ou d'une
cirrhose, car le volume de l'organe s'écarte généralement aussi de la normale.

Une curieuse observation de foie syphilitique
fut présentée par Béclère au Congrès d'Amsterdam (10). Deux images radiographiques, de face
et de profil, témoignaient d'une déformation du
dôme hépatique. Ce dernier, en arrière des cartilages costaux de l'hémithorax droit, apparaît soulevé
et déformé par une bosselure siégeant à la partie
supérieure et antérieure. On conclut à un kyste
hydatique : ponction blanche et laparotomie, qui
met en présence d'une tumeur solide d'apparence
syphilitique. L'épreuve du traitement mercuriel
confirme l'hypothèse.

Abcès. — Les lésions ou déformations du parenchyme hépatique n'ont pas, seules, le privilège de
fournir des images radiologiques où le contour de
la glande soit anormal. Le diaphragme *est inséparable du foie.* Ces deux organes souffrent de désordres qui ne se dissocient pas à la lumière de
5 Röntgen. En outre, les organes adjacents multi-

plient les causes de confusion, d'où la fréquente
nécessité d'un diagnostic différentiel parfois ingénieusement poussé. A l'appui, les observations qui
suivent.

Dès 1899, Béclère fait pressentir à la Société
médicale des Hôpitaux l'intérêt du radiodiagnostic
dans la région hépato-pulmonaire.

Il s'agit d'un jeune homme dont la maladie remonte à près de trois ans et demi et qui a fait une
longue odyssée à travers les hôpitaux de Belgique
et de France. Un début dramatique, puis une lente
évolution coupée deux fois par la brusque apparition d'une vomique abondante et fétide, une expectoration quotidienne d'environ 300 grammes de
crachats purulents font penser à une pleurésie interlobaire.

Un jour, l'examen radioscopique montre une image
plus suggestive que d'habitude : le diaphragme
paraît séparé du foie par une zone claire. La percussion confirme l'hypothèse d'une collection
gazeuse sous-diaphragmatique, l'on conclut à l'existence d'un abcès sous-phrénique en communication
avec les bronches. Cet intéressant diagnostic fut
bientôt infirmé. L'autopsie montra qu'une ectopie
intermittente du côlon transverse avait donné le
change pour une collection sous-phrénique.

A gauche, une ancienne pleurésie diaphragmatique post-pneumonique laissait des vestiges, dont
l'expectoration était témoin.

Un allongement tout à fait anormal du méso-

côlon au niveau du côlon transverse permettait à
cette portion manifestement dilatée du gros intestin de se déplacer et de recouvrir par intervalles
la face supérieure du foie.

Ce déplacement du côlon transverse avait lieu
surtout pendant le sommeil, et les efforts de toux
qui survenaient au réveil avaient ce double résultat
d'amener l'expectoration du pus accumulé dans les
bronches pendant la nuit et de ramener le côlon
déplacé à sa situation normale au-dessous du foie.

Le poumon gauche était sclérosé : il est vraisemblable qu'entre la sclérose du poumon gauche
avec symphyse pleurale et l'ectopie du côlon, il
n'existait pas une simple coïncidence, mais une re-
lation de cause à effet. Le malade présentait un
complet renversement de l'ordre habituel des mouvements respiratoires de la base du thorax. Le pé-
rimètre de la cage thoracique à sa base diminuait
pendant l'inspiration et augmentait pendant l'expiration, à l'inverse de l'état physiologique.

Cependant les mouvements du diaphragme étaient
normaux, l'examen radioscopique montrait ce
muscle s'abaissant à l'inspiration et s'élevant à
l'expiration.

« Ainsi, pendant l'expiration, tandis que le diaphragme s'élevait, attiré en haut par l'élasticité
pulmonaire, la base du thorax se dilatait et il en
résultait, dans la portion de la cavité abdominale
située au-dessous du diaphragme, un agrandisse-
ment de tous les diamètres, par suite une sorte

d'aspiration sur la masse intestinale et plus particulièrement sur le côlon transverse soumis d'ailleurs
à la pression atmosphérique par l'intermédiaire de
la paroi abdominale. On comprend que, dans ces
conditions, le mésocôlon distendu à chaque expiration ait pu progressivement s'allonger au point
de permettre au côlon transverse de recouvrir la
face supérieure du foie.

« Quoi qu'il en soit de cette hypothèse, c'est un fait
exceptionnel qu'une telle ectopie du côlon transverse
amenant par intervalles une éclipse du foie à la
percussion.

« La publication de l'erreur de diagnostic commise
en empêchera, il faut l'espérer, le renouvellement. »

Quelque temps après, en 1901, Weinberger (24)
présente l'histoire d'un malade dont les signes sté-
thoscopiques et radioscopiques sont à peu près les
mêmes. Examen à l'écran : « Pendant qu'à gauche
le diaphragme normalement remonte à la septième
côte et limite la clarté pulmonaire par un arc de
cercle qui entoure l'abdomen, on trouve à droite le
diaphragme à la hauteur du troisième espace intercostal. Il est là comme une ombre isolée, large
d'environ 1 centimètre, aux contours supérieur et
inférieur arqués et parallèles. Au-dessous, deux
espaces intercostaux clairs. Le diaphragme droit,
contrairement au gauche, ne présente aucune locomotion. La clarté sous-diaphragmatique descend
en bas à la même hauteur que le contour du diaphragme gauche.

BÉCLÈRE.

« Elle est limitée par une ligne horizontale appartenant à une plage très sombre.

« Quand on secoue le malade, cette ligne présente des mouvements ondulatoires. »

Le diagnostic porté fut celui d'abcès sous-phrénique, et l'auteur a publié dans son atlas la radiographie en question.

On trouve dans *les Rayons de Röntgen et le Diagnostic des maladies internes* (6), paru en 1904, de nouvelles considérations sur le radiodiagnostic des abcès sous-phréniques.

« Dans les cas *d'abcès gazeux sous-phréniques*, écrit Béclère, les deux ombres (foie et diaphragme) sont dissociées et apparaissent sur l'écran, séparées par une zone claire.

« Le même aspect radioscopique peut être exceptionnellement produit, comme Weinberger et moi avons eu l'occasion de l'observer pour l'ectopie du côlon transverse qui vient se loger entre le diaphragme et le foie...

« Certains abcès du foie, ajoute-t-il plus loin, se manifestent par des symptômes analogues à ceux des pleurésies purulentes, si bien qu'il est parfois très difficile de distinguer ces deux affections. Le docteur Achard a imaginé un procédé fort ingénieux de diagnostic différentiel. Après avoir ponctionné et parallèlement évacué la collection purulente, pour savoir si elle appartient au foie ou à la plèvre, il injecte dans sa cavité une certaine quantité d'air stérilisé, puis il soumet le malade à l'examen

radioscopique. S'il s'agit d'un abcès du foie, la
zone claire correspondant au gaz injecté est sur-
montée d'une bandelette d'ombre arciforme qui
représente le diaphragme et qui la sépare de l'image
claire du poumon ; de plus, quand on incline le
malade, alternativement à droite et à gauche, on
constate nettement que les mouvements du liquide,
figurés par une tache très sombre, sont limités par
la bandelette arciforme. Au contraire, s'il s'agit
d'une pleurésie purulente, on ne voit pas de bandelette arciforme au-dessus de la zone claire
qui correspond au gaz injecté et, dans les divers
changements d'attitude du malade, on voit le liquide
se mouvoir librement dans une très grande étendue
jusqu'au sommet même de la cage thoracique, si
toutefois il n'existe pas d'adhérence entre le poumon et la paroi. »

Avec le temps lès observations se multiplient.

Au Congrès d'Amsterdam (10), Béclère en rappelle quelques-unes : Loison (19) en 1901 (Académie de Médecine), Bergonié (14) en 1903 (1er Congrès
médical du Caire). Dès 1905, Loison avait réuni
un certain nombre d'observations, qui lui permet-
taient de décrire avec précision l'expression radioscopique des abcès de la convexité du foie.

Il concluait en terminant : « Il est hors de doute
que la radioscopie peut rendre des services au chirurgien pour aider au diagnostic des abcès de la
partie postéro-supérieure du foie ; par contre, elle
ne donne aucun renseignement, ainsi que nous

l'avons constaté plusieurs fois dans les cas d'abcès de la région antéro-inférieure, qui évoluent vers l'abdomen et n'ont aucun retentissement diaphragmatique ou pleuro-pulmonaire. Après avoir exposé l'image du thorax normal, cet auteur ajoute :

« Dans les abcès de la face convexe du foie, ce dernier organe, étant augmenté de volume, refoule davantage la moitié de la voûte, et cette dernière peut alors présenter une différence de 5 à 6 centimètres par rapport à la moitié gauche. En outre, les mouvements du muscle étant douloureux, par suite de l'inflammation qui a pu se propager à son tissu, il s'immobilise, et l'on aperçoit alors la moitié gauche qui continue ses oscillations, tandis que la moitié droite ne bouge pas.

« Le refoulement et l'immobilité de la moitié droite du diaphragme indiquent par conséquent une tuméfaction inflammatoire du foie, mais pas forcément l'existence d'un abcès.

« Ce n'est qu'un signe de présomption.

« Dans certains cas, l'inflammation peut se transmettre à la plèvre à travers le diaphragme, et l'on constate, en plus de la dénivellation anormale des deux moitiés de la voûte et de l'immobilisation de la partie droite, l'oblitération du sinus costo-diaphragmatique droit, par accolement de ses parois, ou la présence d'une faible quantité de liquide dans la cavité pleurale.

« Le processus inflammatoire peut également se transmettre à la base du poumon droit, dont le

tissu se condense, puis peut suppurer à son tour ;
on remarque alors, au-dessus du diaphragme, et
en contact avec lui, une zone d'ombre irrégulière
occupant la base pulmonaire.

« L'abcès de la convexité du foie peut aussi,
après avoir progressé à travers le diaphragme et là
base du poumon, venir s'ouvrir dans une bronche
et donner lieu à une vomique ; dans ce cas, on verra
la base du poumon parcourue par une traînée opaque plus ou moins large, se continuant avec le foie
et se dirigeant de bas en haut et de dehors en dedans ;
cette opacité est due à la condensation du tissu
pulmonaire autour d'une cheminée d'évacuation
hépato-bronchique.

« La radiographie permettra encore au chirurgien de différencier les abcès du foie des abcès de
la base du poumon droit. »

Suivent quatre observations abrégées.

La première rapporte l'histoire d'un maréchal des
logis opéré d'un abcès dysentérique. Il revient au
Val-de-Grâce avec une expectoration purulente contenant des débris hépatiques. On pratique plusieurs
ponctions blanches. Le diagnostic ne se fait qu'à
l'examen radioscopique : la moitié droite du diaphragme, complètement immobilisée, remonte de
7 à 8 centimètres au-dessus de la moitié gauche.
Le sinus costo-diaphragmatique droit est oblitéré
et une traînée d'ombre correspondant à la condensation du tissu pulmonaire autour d'une cheminée
d'évacuation parcourt obliquement de bas en haut

et de dehors en dedans la base du poumon droit. Une nouvelle ponction permet de trouver l'abcès à la face postéro-supérieure du foie. Incision consécutive. Guérison.

La deuxième observation est celle d'un caporal d'infanterie de marine atteint de dysenterie. La radioscopie montre l'immobilité de la moitié droite du diaphragme, qui présente une dénivellation de 6 à 7 centimètres par rapport à la gauche, l'oblitération du sinus costo-diaphragmatique droit et une traînée de condensation dans la base droite, indice d'une cheminée en voie de formation.

Il s'agit ensuite d'un spahis qui depuis trois mois souffre du côté droit ; il n'a jamais eu de dysenterie et n'a jamais craché de pus.

La moitié droite du diaphragme est surélevée de 9 centimètres par rapport à la gauche ; elle est presque complètement immobile pendant la respiration.

L'espace costo-diaphragmatique n'est pas effacé et il n'y a pas de condensation de la base pulmonaire droite. Une ponction faite en arrière ramène du pus et l'abcès est incisé immédiatement. Guérison.

Afin de bien faire remarquer que la dénivellation prononcée des deux moitiés du diaphragme n'indique pas forcément l'existence d'une hépatite suppurée, l'auteur rapporte une quatrième observation·

« N., employé civil colonial, a eu dans le cours de sa carrière plusieurs atteintes de paludisme et de dysenterie. Le foie est tuméfié, non douloureux à la pression et mobile pendant la respiration.

. « A la radioscopie, on constate que la moitié droite du diaphragme est surélevée de 13 centimètres par rapport à la gauche ; elle présente des mouvements d'une amplitude normale, il n'existe aucune altération de la base pleuro-pulmonaire droite. Il s'agissait tout simplement d'une hypertrophie du foie d'origine paludéenne. »

En janvier 1908, Marchoux (*) communique à la Société de pathologie exotique une observation qui mérite d'être citée *in exlenso* :

« M. M. a fait au Congo un séjour de 26 mois. Il habitait Oueno, sur la basse Sangha, poste sans médecin. Au mois d'avril 1907, il a été pris de dysenterie. Les selles contenaient du sang et des mucosités. Cette dysenterie s'est continuée en mai et juin, avec des alternatives d'amélioration et de malaises plus grands, pendant lesquels il avait jusqu'à cinq selles en vingt-quatre heures.

« En juillet, il est brusquement pris de fièvre violente, qui est accompagnée de délire et qui dure trois semaines, avec, de temps en temps, de courtes et incomplètes rémissions. Au cours de la fièvre la dysenterie s'est arrêtée.

« Mais son état général est tellement mauvais que le malade se détermine à rejoindre Brazzaville, dès qu'il peut se lever. Il est resté à l'hôpital de Brazzaville quatre jours, pendant lesquels on a constaté une augmentation de volume du foie, puis il s'est embarqué pour la France.

(*) MARCHOUX, *Société de pathologie exotique*, janvier 1908.

« Sur le bateau, il a ressenti de la pesanteur dans l'épaule droite, mais surtout une douleur siégeant à l'épigastre et s'irradiant tout autour d'un point central plus sensible. Il avait aussi des sueurs profuses.

« Débarqué à Bordeaux le 10 septembre, il est venu de suite à Paris. Depuis son arrivée il n'a plus eu de pesanteur scapulaire, mais, la douleur au creux épigastrique s'exagérant, il a consulté un médecin, qui l'a mis au régime lacté.

« Lorsqu'il vient me voir, au mois d'octobre, son état général n'est pas bon, il est d'une maigreur assez accusée; son visage est pâle, sans trace d'ictère. Il n'a plus de sueurs abondantes depuis un mois.

« Le volume du foie est supérieur à la normale. La matité commence à deux travers de doigts au-dessous du mamelon, elle s'étend à gauche jusqu'à 10 centimètres au delà de l'appendice xyphoïde. L'organe déborde en bas la cavité thoracique de deux travers de doigt.

« En appuyant même légèrement la main sur le creux épigastrique, on provoque une douleur, que réveille une pression exercée dans le flanc droit sur le bord du foie ou de l'autre côté sur le bord libre du lobe gauche. Nulle part ailleurs la pression n'est douloureuse. La douleur au creux épigastrique se fait sentir spontanément après le repas, surtout s'il est copieux.

« La proéminence de l'abdomen ne s'accorde pas avec la maigreur du malade. Il y a une légère

voussure de la cage thoracique à droite. L'oreille
ne perçoit aucun frottement.

« Soumis pendant une quinzaine de jours à une
observation thermométrique régulière, le malade a
présenté une température à peu près normale. C'est
à peine si deux ou trois fois la courbe s'est élevée
jusqu'à 37°,5.

« Malgré ces symptômes peu accusés, je n'hésite
pas à diagnostiquer un abcès du foie, que le siège
de la douleur me porte à localiser soit à la face con-
cave, soit dans le lobe gauche.

« L'observation du malade a été continuée à
l'hôpital Pasteur où M. le docteur Louis Martin a
bien voulu l'admettre.

« D'un commun accord, nous avons décidé de le
soumettre à l'examen radiographique de M. Béclère.

« Les épreuves qui accompagnent cette observation montrent l'une, de face, un relèvement notable
du dôme diaphragmatique à droite; l'autre, de profil, l'existence d'une voussure à la partie moyenne
de la face convexe du lobe droit. M. le docteur
Léger, qui, par de nombreuses observations, est
arrivé à établir la formule hématologique de l'abcès
du foie, trouve dans le sang pris à jeun: 79,67 p. 100
de polynucléaires et 18,5 p. 100 de lymphocytes de
toutes tailles et 0,32 d'éosinophiles. Ces résultats,
d'après lui, confirment le diagnostic, malgré l'absence de grains iodophiles dans les globules
blancs.

« Le malade devait donc être considéré comme

porteur d'un abcès du foie du lobe droit, que décelaient les épreuves radiographiques, et peut-être d'un second siégeant dans le lobe gauche, partie du foie que la tension des muscles droits rendait peu accessible à la palpation.

« Il est confié à M. Routier qui, dans son service de l'hôpital Necker, veut bien se charger de l'opération.

« Une large laparotomie a permis d'explorer tout le foie. Il n'existait qu'un seul abcès à la partie moyenne du lobe droit, près de la face convexe. Cet abcès contenait 1.200 centimètres cubes de pus stérile.

« Les enseignements qu'on peut tirer de cette observation sont divers :

« 1° Une fièvre forte et prolongée est capable de faire disparaître les amibes de l'intestin, puisque la dysenterie de M. M. a guéri spontanément au cours des accidents d'hépatite aiguë dont il a souffert au Congo ;

« 2° Le siège de la douleur ne nous renseigne pas sur la localisation de l'abcès ;

« 3° L'examen radioscopique et radiographique non seulement assure le diagnostic, mais aussi peut guider le chirurgien dans son opération mieux que les ponctions multiples ;

« 4° La formule leucocytaire établie par M. Léger s'est vérifiée une fois de plus. »

La même année, Béclère, au Congrès d'Amsterdam (10), lit une note sur *l'exploration radiolo-*

gique du foie, dans laquelle il rapporte entre autres trois nouvelles observations d'abcès de la face supé-rieure du foie.

Obs. I (Abcès dysentérique du dôme hépatique)· — Les quatre premières épreuves radiographiques que je vous présente proviennent d'un malade dont le docteur M., son médecin, a lu l'observation détaillée à l'Académie de Médecine, le 5 décembre dernier. J'en rappelle seulement les traits essen-tiels :

« Atteint en 1896 de dysenterie tropicale, ce malade présente, dix ans plus tard, les symptômes d'un abcès du foie, dont le délivre une première intervention chirurgicale en février 1906.

« Puis le retour des troubles fonctionnels et l'augmentation de volume du foie font soupçonner un nouvel abcès. Un an après, en février 1907, il subit une laparotomie, qui ne réussit pas à faire trouver l'abcès cherché.

« Deux mois plus tard, à l'examen radioscopique, le dôme hépatique m'apparaît surmonté d'une énorme bosselure, dont l'extrémité supérieure dé-passe de cinq travers de doigt le niveau de la moitié gauche du diaphragme et atteint à peu près la base du cœur. Dans l'examen de profil, il est manifeste que cette bosselure n'occupe pas le som-met, mais la moitié antérieure du dôme hépatique. L'existence de la collection purulente est ainsi dé-montrée et son siège exactement déterminé.

« Le chirurgien fait alors une nouvelle laparo-
.omie, qui, cette fois, aboutit à la découverte et à
l'évacuation d'un volumineux abcès. L'opéré guérit
parfaitement et, quand je le revois quelques mois
plus tard, le foie a repris sa forme et ses dimensions normales.

« Ces quatre épreuves radiographiques, prises
deux à deux, représentent le dôme hépatique, vu
de face et de profil, avant et après l'opération. »

« Obs. II (Abcès dysentérique du dôme hépatique). — Ces deux autres épreuves radiographiques
proviennent d'un agent colonial entré à l'hôpital
Pasteur dans le service du docteur Martin, après un
séjour au Congo français où il contracta la dysenterie. Ce fut le docteur Marchoux qui, consulté par
le malade à son retour en France, diagnostiqua un
abcès dysentérique du foie, sans pouvoir d'ailleurs
en fixer le siège.

L'histoire de ce malade a donné lieu à une intéressante communication de la part du docteur Marchoux à la *Société de pathologie exotique*. L'observation est citée plus haut *in extenso*.

Le malade me fut adressé pour être soumis à
l'exploration radioscopique et je vis successivement
apparaître sur l'écran, dans l'examen de face et dans
l'examen de profil, les deux images que reproduisent ces épreuves radiologiques.

« Dans l'examen de face, le dôme hépatique se
montre notablement surélevé et déformé ; son con_

tour, au lieu de la forme d'un cintre surbaissé, offre plutôt celle d'une arcade de mosquée ; c'est à la fois un arc de cercle de plus grande étendue et l'arc d'un cercle de moindre rayon qu'à l'état normal.

« Dans l'examen de profil, le dôme hépatique se montre également surélevé mais autrement déformé ; il a la forme d'une ogive composée de deux arcs de cercle qui se coupent à angle obtus à peu près à égale distance du sternum et de la colonne vertébrale.

« L'abcès ainsi reconnu et localisé, le malade est opéré le 19 décembre dernier, à l'hôpital Necker, par le docteur Routier, qui, avec autant d'habileté que de difficulté, réussit à ponctionner et à drainer, tout au sommet du dôme hépatique, une énorme collection, d'où s'échappe plus d'un litre de pus. L'opéré est actuellement en bon état, mais sa guérison a été traversée par une pleurésie, qui ne m'a pas permis de le radiographier de nouveau avec avantage. »

« Obs. III (Abcès du dôme hépatique d'origine inconnue). — D'autres abcès du foie que les abcès d'origine dysentérique peuvent être décelés par l'observation radiologique, comme en témoigne le calque d'un écran que je vous présente.

« Une femme ayant dépassé la cinquantaine était au lit depuis cinq mois, atteinte d'une fièvre con-

tinue avec exacerbations vespérales, dont la cause
n'avait pu être déterminée en dépit de toutes les
recherches. Cette fièvre avait succédé à une courte
période de troubles digestifs et de douleurs dans
la région de la vésicule biliaire. En désespoir de
cause, devant l'impossibilité de parvenir à un diagnostic précis et surtout devant la résistance de la
fièvre à tous les moyens de traitement, devant la
cachexie menaçante, cette femme, qui habitait les
environs de Paris, fut soumise à un examen radioscopique. Cet examen, pratiqué dans des conditions
assez difficiles, révéla l'image que je vous présente,
c'est-à-dire qu'il montra, avec des images pulmonaires absolument claires, excluant toute idée de
tuberculose, une image anormale du dôme hépatique, un dôme hépatique surélevé et déformé, pour
ainsi dire coiffé d'une saillie quelque peu acumi-
née. Je portai le diagnostic d'abcès sous-diaphragmatique, sans pouvoir préciser si la collection purulente était dans le parenchyme même du foie ou
entre cet organe et le diaphragme. Une ponction
vérifia l'exactitude du diagnostic en ramenant quelques gouttes de pus.

« Cette ponction fut suivie d'une résection costale
et d'une large incision avec drainage du foie, car la
collection purulente était bien intra-hépatique.

« La malade, très cachectique, ne survécut malheureusement que quelques semaines à cette intervention et succomba après un retour des phéno-
mènes fébriles permettant de penser que la collection

purulente évacuée n'était pas la seule qui existait dans le foie. L'autopsie ne put être pratiquée et l'étiologie de ce cas malheureux demeure inconnue. Il est permis de penser que la terminaison aurait pu être plus favorable si on n'avait pas attendu cinq mois pour avoir recours à l'exploration radiologique. »

La dernière observation publiée est celle d'un colonial chez qui Nattan-Larier avait porté le diagnostic d'abcès du foie. L'examen radioscopique pratiqué par Aubourg (2) permit d'affirmer le diagnostic. Une énorme bosselure dépassait de 10 centimètres environ la hauteur du diaphragme droit normal. De plus, l'examen de profil montrait cette bosselure occupant la moitié postérieure de la face convexe entre le rachis et la pointe de l'omoplate. Cet abcès du foie ainsi reconnu et localisé fut d'abord ponctionné puis opéré par le docteur Dujarier et il s'écoula plus de 300 grammes de pus.

Kyste hydatique. — A la face supérieure du foie, le kyste hydatique du foie se présente au radiodiagnostic dans des conditions assez analogues à celles que nous venons d'étudier. Ce qui le caractérise surtout, c'est la très nette limitation du contour vésiculaire circonscrit par une circonférence plus ou moins complète mais toujours régulière.

Dès 1902, le traité de Williams (*The Rontgen rays in the medicine and surgery*) (25) mentionne l'observation de deux kystes hydatiques visibles dans les champs pulmonaires. L'un à droite, sans rap-

port avec le foie, l'autre à gauche rattaché au diaphragme par une zone obscure. Le liquide hydatique du kyste gauche, évacué par les bronches,
était remplacé par de l'air et l'ensemble figurait un
disque clair circonscrit par une périphérie plus
foncée.

En 1904, dans le traité de Bouchard, Gagnière (17),
fort imprécis d'ailleurs dans l'interprétation de
l'aspect radioscopique de l'abdomen, cite deux cas
de kyste hydatique vus aux rayons X. Le premier
est celui d'un malade dont le kyste ouvert dans les
bronches s'était imposé au diagnostic avant l'exploration radiologique. Le deuxième a trait à un malade dont je reparlerai à propos de la face inférieure
du foie.

L'observation de Béclère, présentée au Congrès
d'Amsterdam (10), est particulièrement intéressante.

« Il s'agissait d'un homme de 45 ans environ qui
me fut amené en consultation par son médecin parce
que depuis plusieurs mois il avait perdu l'appétit
et les forces, pâli et maigri, tandis que son foie augmentait rapidement de volume. L'ensemble des symptômes était tel qu'il était presque impossible de ne
pas considérer le diagnostic de cancer primitif du
foie comme le seul vraisemblable et ce fut, pour
ainsi dire, par acquit de conscience, pour ne négli-
ger aucun moyen d'investigation, mais sans en
attendre aucun résultat, que je soumis ce malade à
l'examen radioscopique. A ma grande surprise, le

contour du dôme hépatique m'apparaît soulevé et déformé, comme on le voit sur ce calque d'écran, par une saillie demi-cerclée à contour très net. Cette forme *en brioche* du dôme hépatique, je ne l'ai encore jamais observée dans les cas de cancer pri- . mitif ou secondaire du foie qu'il m'a été donné d'examiner. Je pensai donc à l'existence d'une autre production plus indépendante du tissu hépatique que le cancer, à l'existence d'un kyste hydatique. L'examen du sang révéla de l'éosinophilie, ce qui était un signe de plus en faveur de cette supposition. Une laparotomie fut pratiquée qui permit de vérifier l'exactitude du diagnostic en montrant un kyste hydatique volumineux dont le malade put être heureusement délivré. »

Au laboratoire de l'Hôpital Boucicaut en 1909, Aubourg (2) a eu l'occasion de diagnostiquer un kyste hydatique chez un malade précédemment opéré d'un autre kyste à échinocoques de la face inférieure du foie.

L'examen radioscopique montra que ce malade présentait un diaphragme droit en mosquée, dont le dôme remontait à 8 centimètres au-dessus de la normale. Ce dôme, entouré de clarté pleuro-pulmonaire, était tangent à la base du cœur. L'examen oblique montrait de plus qu'il était très rapproché de la région thoracique postérieure. Sur ces indications, le docteur Dujarier décida d'aborder ce second kyste indépendant du premier par voie transpleurale et après rupture de la plèvre fit, au lieu repéré, l'évacuation du kyste.

Tumeurs non massives du foie. — Le cancer massif du foie est une rareté. Par contre, le cancer nodulaire est assez fréquent. Cette dernière forme est d'un radio-diagnostic relativement facile.

Dès 1902, Williams (25) reproduit le schéma radioscopique d'un carcinome du foie vu aux rayons X chez un homme de 37 ans. De droite à gauche le diaphragme change de direction en atteignant la ligne mamelonnaire, il se relève brusquement pour atteindre l'ombre médiane à un niveau très supérieur à celui du diaphragme gauche. Malheureusement, il n'est pas fait mention de l'examen en position sagittale.

Une observation inédite de Béclère concerne le cas d'une malade, Mme M., âgée de 41 ans, qui entra dans le service du docteur Mathieu à la fin du mois de février 1909 parce que depuis six semaines elle maigrissait et perdait ses forces.

Cette malade entrait de plus à l'hôpital pour une tuméfaction insolite de l'épigastre. Béclère fit, le 12 mars 1909, deux épreuves radiographiques : une de face et une autre de profil. A cause de l'élévation vraiment anormale de la région hépato-phrénique droite, il pensa à un kyste hydatique. La malade entre dans le service du professeur Quénu à l'hôpital Cochin. Elle est opérée, il s'agit d'un cancer.

A la convexité du foie les *saillies néoplasiques* tranchent avec le champ pulmonaire beaucoup moins dense, par suite beaucoup plus transparent. L'examen à l'écran montre souvent d'assez *nombreuses* bosselures; il renseigne sur leur *siège* en profondeur et sur leur *volume* respectif. Enfin il fait soupçonner quand elle existe la *propagation* au parenchyme respiratoire ou aux ganglions péri-bronchiques et médiastinaux.

C'est la position oblique postérieure gauche qui convient à l'étude du médiastin. L'ombre cardio-aortique se dissocie de l'ombre vertébrale et dans les fortes inspirations surtout se détache une bande claire prévertébrale qui parcourt le thorax dans toute la hauteur. Les adénopathies médiastines coupent ou même obscurcissent totalement la bande claire normale judicieusement appelée par Béclère *l'espace clair médian.*

Si l'adénopathie se limite à la partie moyenne du médiastin, l'espace clair médian est lumineux en haut, lumineux en bas, obscur à la partie moyenne. A un stade plus avancé, il ne subsiste plus qu'une faible traînée lumineuse rétro-aortique quelquefois accompagnée d'une mince clarté sus-diaphragmatique conservée seulement dans les très fortes inspirations.

De face, la partie moyenne de l'ombre médiane s'effiloche à droite et à gauche quand les ganglions péribronchiques sont envahis. Ces taches sombres, arrondies ou irrégulières, serrées ou éparses témoignent de l'importance des lésions et de leur situation autour de l'arbre bronchique.

Le sommet du thorax perd lui aussi la transpa-

rence habituelle quand les ganglions claviculaires
s'hypertrophient, constatation de peu d'importance,
il est vrai, puisque la palpation fournit des renseignements précoces.

Peu d'auteurs semblent avoir apprécié l'intérêt
du radiodiagnostic en fait de cancer hépatique.
Après l'extirpation d'une tumeur dont on craint la
métastase, d'un cancer mélanique de l'orbite par
exemple, c'est le meilleur moyen de dépister la
végétation d'un nodule en évolution sous la base
du poumon droit. Les radiogrammes précisent les
généralisations; explorant les ganglions thoraciques,
ils complètent et parachèvent l'étude clinique d'un
malade.

Le cancer secondaire du foie devance parfois la
manifestation de la néoplasie primitive. Il n'est pas
à propos de parler ici du diagnostic radiologique
des tumeurs de l'estomac ; mais en présence d'un
cancer nodulaire du foie apparemment spontané, on
ne manquerait pas de pratiquer l'exploration gastrique. Après ingestion d'une bouillie contenant
10 p. 100 de sels de bismuth, la grande et la petite
courbure se dessinent sur les radiogrammes. A
droite, elles se portent progressivement l'une vers
l'autre sous un angle aigu, l'antre pylorique. Dans
le cancer, les courbures se creusent d'anfractuosi-
tés transparentes. C'est la preuve que le bismuth
est arrêté par des masses saillantes dans la cavité
de l'organe. Si les végétations siègent au pylore, la
grande et la petite courbure ne semble plus faire sail-

lie vers la droite : elles sont réunies par une ligne sinueuse irrégulière dont l'ensemble est convexe à gauche.

Face inférieure du foie. — Grâce à la distension gazeuse de l'estomac, la face supérieure du foie n'est plus la seule dont les lésions soient nettement visibles à la lumière de Röntgen. Certes, l'insufflation gastrique n'est pas *toujours* la condition rigoureusement nécessaire au diagnostic des affections hépatiques qui ne se localisent pas à la convexité; mais, même dans les cas favorables, elle ajouterait beaucoup aux renseignements obtenus.

Dès 1904, Gagnière (17), déjà cité, rapporte l'histoire d'un malade qui se plaignait depuis cinq à six ans d'une douleur assez vive dans le flanc droit.

La palpation faisait reconnaître l'existence d'une tumeur triangulaire, à surface lisse. Divers chirurgiens avaient examiné le malade. Les uns concluaient à une tumeur rénale, tandis que le professeur agrégé Lapeyre, qui adressa le malade au service radiographique de l'hôpital suburbain de Montpellier, penchait pour le diagnostic de tumeur développée aux dépens du foie.

A l'examen radioscopique, on aperçut au-dessous du diaphragme, à droite, en pleine région du foie, une ombre plus sombre que la région environnante. Une intervention fut décidée et l'on trouva sur le bord postérieur du foie un kyste de la grosseur de deux poings.

Au Congrès d'Amsterdam, Béclère (10) a pré-

senté de magnifiques clichés obtenus après distension gastrique. Les clichés furent pris sur deux malades dont il rapporte ainsi l'observation.

« Le docteur Ferrand, de Blois, m'adresse un
jeune homme de 25 ans qui, depuis trois mois,
s'aperçoit d'une saillie anormale de l'épigastre immédiatement à gauche de la ligne médiane et au-
dessous du rebord des fausses côtes. Pour bien des
raisons, le diagnostic le plus probable est celui de
kyste hydatique ; on me demande surtout de déterminer par l'exploration radiologique le siège, la
forme et les dimensions de la tumeur.

« Les trois épreuves radiographiques que voici,
très diverses d'aspect, proviennent de ce malade,
mais ont été obtenues suivant des techniques très
différentes.

« La première a été obtenue suivant la technique
uniforme dont font usage les radiographes non
médecins quand on leur adresse un malade avec
un *bon pour une radiographie* du thorax ou de
l'abdomen, sans autres indications. Le patient
a été radiographié dans le décubitus dorsal, le
dos en contact avec la plaque et l'ampoule de
Röntgen au-dessus de l'épigastre. L'épreuve radiographique montre une image de l'abdomen uniformément sombre, sans aucune distinction entre
l'ombre hépatique et l'ombre splénique ; elle ne
fournit, à vrai dire, aucun renseignement ; c'est une
épreuve absolument inutilisable.

« Il n'en est pas de même des deux autres qui

reproduisent l'image observée sur l'écran après que le malade avait ingéré successivement une solution de bicarbonate de soude et une solution d'acide tartrique, c'est-à-dire après que son estomac avait été rempli de gaz. Sur le fond clair du champ stomacal rempli de gaz, le bord gauche de l'image très sombre du foie se profile nettement, non plus comme à l'état normal sous la forme d'un trait rectiligne obliquement dirigé en bas et à droite, mais sous la forme d'un arc de cercle qu'on dirait tracé au compas.

« Ces deux dernières épreuves ont été toutes deux obtenues par la réplétion gazeuse de l'estomac, l'épigastre en contact avec la plaque, l'ampoule de Röntgen derrière le dos, l'une dans la position assise et l'autre dans le décubitus dorsal. »

Deuxième observation :

« Cette dernière observation présente les plus étroites analogies avec la précédente. Il s'agissait d'un malade entré dans mon service d'hôpital avec des troubles digestifs et porteur, à l'épigastre, d'une tumeur dont le siège et la nature sont incertains.

« L'examen radioscopique du malade, debout et vu de face, après la réplétion gazeuse de l'estomac, montre nettement, comme en témoigne cette épreuve radiographique, que le bord antérieur du foie est débordé par une saillie anormale à contour irrégulièrement polycyclique. Ce résultat confirme le diagnostic de kyste hydatique qui me semblait, avant l'opération radiologique, très vraisemblable.

Une intervention chirurgicale est pratiquée par mon collègue de l'hôpital Saint-Antoine, le docteur Ricard ; elle réussit parfaitement et permet l'ablation d'un kyste hydatique assez volumineux de la face inférieure du foie. Cette dernière épreuve radiographique prise il y a un mois, la veille de mon départ de Paris, représente la nouvelle forme de l'image hépatique chez l'opéré guéri. »

La notion de visibilité du contour hépatique se dégage de tous ces faits.

A côté des *mouvements* d'ascension et de descente et du *volume* du foie, le radiodiagnostic renseigne sur la *situation*, le *contour* et souvent la *constitution solide* ou *hydroaérique* des lésions en saillie sur le viscère. Sont-ce données dont la clinique actuelle puisse se désintéresser ?

Tous ces renseignements se tirent de jeux d'ombres unicolores, de là une certaine pauvreté dans la variété des expressions par lesquelles se traduisent les désordres anatomo-pathologiques, de là une certaine contingence de quelques conclusions. Ainsi une même saillie peut éventuellement témoigner d'un abcès, d'un kyste ou d'une prolifération néoplasique, et d'autres méthodes d'investigation sont nécessaires pour parfaire le diagnostic.

Quoi qu'il en soit, les perceptions visuelles fournies par les radiogrammes sont ici, comme dans beaucoup d'autres circonstances, les plus fécondes en conclusions, témoin les observations précédemment rapportées.

CONCLUSIONS

Grâce aux progrès accomplis, l'exploration radiologique du foie est aujourd'hui la plus parfaite des
études glandulaires à l'aide des rayons de Röntgen.
Ce qui l'impose surtout en clinique humaine, c'est
qu'elle fournit des renseignements qui lui sont pro-
pres. Toute la face supérieure du dôme hépatique
saillante dans la cage thoracique est absolument
inaccessible à la palpation et à la percussion. Par
contre, d'une opacité qui contraste avec la transparence du poumon, la face supérieure du foie se
présente au radiodiagnostic dans des conditions
favorables.

La face inférieure, elle aussi, n'est accessible
que très imparfaitement à la palpation ; sans artifices de technique, elle s'estompe sur les radiogrammes et se confond avec les organes adjacents.

Mais la distension gazeuse, naturelle ou artifi-
cielle de l'estomac se révèle par une *zone claire
abdominale dont à droite la limite est constituée par*

le bord inférieur de l'ombre hépatique. A l'état normal, ce bord est *rectiligne*, les lésions en relief sur la face inférieure viennent le déformer.

L'exploration radiologique du foie doit toujours débuter par l'examen radioscopique successivement pratiqué de face, de dos, de profil et dans les directions obliques intermédiaires.

La radiographie pratiquée dans des conditions bien déterminées (radiographie rapide, sujet assis ou couché suivant les cas) intervient ensuite pour fixer les plus caractéristiques des innombrables images observées sur l'écran.

L'exploration radiologique du foie doit porter successivement sur la face supérieure de ce viscère, sur le dôme hépatique et sur la face inférieure ou plus exactement sur le bord antérieur, tandis que l'estomac est, naturellement ou artificiellement, rempli de gaz.

La *situation*, les *mouvements*, le *volume* et la *configuration* de la glande hépatique sont les données de l'examen radioscopique.

Les bosselures qui déforment la surface du foie à elles seules ne permettent aucune conclusion sur la nature des lésions très diverses auxquelles elles sont dues. D'autres méthodes d'investigation clinique sont nécessaires pour parfaire le diagnostic et dire, par exemple, s'il s'agit d'une *malformation*, d'un *abcès*, d'un *kyste hydatique* ou d'une *tumeur solide*.

Il ressort, toutefois, de l'étude qui précède que

l'examen physique du foie, chez l'homme malade,
doit nécessairement comprendre pour être complet
l'exploration de cet organe à l'aide des rayons de
Röntgen.

BIBLIOGRAPHIE

(1) **Arcelin**. *Lyon médical*, 28 juillet 1907, p. 152.

(2) **Aubourg**. *Bulletins et Mémoires de la Société de radiologie médicale de Paris*, n° 8, octobre 1909.

(3) **Barthélemy et Oudin**. *Congrès de Nancy*, 1896.

(4) **Beck** (**Carl**), *Röntgen Ray Diagnosis and therapy*. London Sidney Appleton.

(5) **Béclère**. La Radioscopie et la Radiographie des organes splanchniques. II *Congrès international d'électrologie et de radiologie médicales*. Berne, 1ᵉʳ septembre 1902.

(6) — *Les Rayons de Röntgen et le Diagnostic des maladies internes.* Baillière, 1904.

(7) — De l'utilité pour le médecin radiologiste de ne pas adopter une technique uniforme. *Congrès pour l'avancement des sciences*. Reims, 1907.

(8) — *Bulletins et Mémoires de la Société de radiologie médicale de Paris*, n° 3, mars 1909. Présentation d'un nouveau diaphragme-iris à ouverture rectangulaire, de forme et de grandeur variables.

(9) — L'aide apportée au diagnostic et à la localisation des abcès dysentériques du foie par l'exploration radiologique. *Communication à la Société de pathologie exotique*, 12 février 1908.

(10) — Note sur l'exploration radiologique du foie. Communication au IVe *Congrès international d'électrologie et de radiologie médicale d'Amsterdam*, 1ᵉʳ septembre 1908.

(11) — Technique nouvelle de la radiographie des calculs biliaires. *Société de radiologie médicale de Paris*, 14 avril 1909.

(12) **Belot**. *Traité de radiothérapie*. Paris, G. Steinheil, éditeur, 1905.

(13) **Benoist**. La Transparence de la matière pour les rayons de Röntgen. *C. R. de l'Ac. des Sc.*, 11 février, 4 et 25 mars 1901.

(14) **Bergonié**. Les Rayons X dans l'examen du foie. *Arch. d'élec. médic.*, n° 123, 15 mars 1903.

(15) **Bouchard**. *Traité de radiologie médicale*. Paris, G. Steinheil, 1904.

(16) **Destot**. *Congrès de Berne*, 1902.

(17) **Gagnière in Bouchard**. *Traité de radiologie médicale*.

(18) **Garnier**. *Les Affections du foie et leur traitement*. Baillière, 1910.

(19) **Loison**. *Les Rayons de Röntgen. Appareils de production. Modes d'utilisation. Applications chirurgicales*. Octave Doin, éditeur, 1905.

(20) **Maingot**. *Le radiodiagnostic de la lithiase biliaire*. Thèse inaugurale. Paris, 1909. G. Steinheil, éditeur.

(21) **Maingot et Béclère**. Le Réglage à distance et le réglage automatique des ampoules à osmo-régulateur. *Archives d'électricité médicale*, 1908.

(22) **Röntgen**. *Wied. Ann. de physik*.

(23) **Speder**. *La Radiographie rapide*. Thèse inaugurale. Bordeaux, 1909.

(24) **Weinberger**. *Atlas der Radiographie der Brustorgane*. Wien und Leipzig, 1901.

(25) **Williams**. *The Röntgen rays in medicine and surgery*. New-York. The Maximilian Company, 1902.

TABLE DES MATIÈRES

CHAPITRE V. — IMPORTANCE CLINIQUE
DE L'EXPLORATION RADIOLOGIQUE DU FOIE.

2603. — Tours, imprimerie E. ARRAULT et Cⁱᵉ.

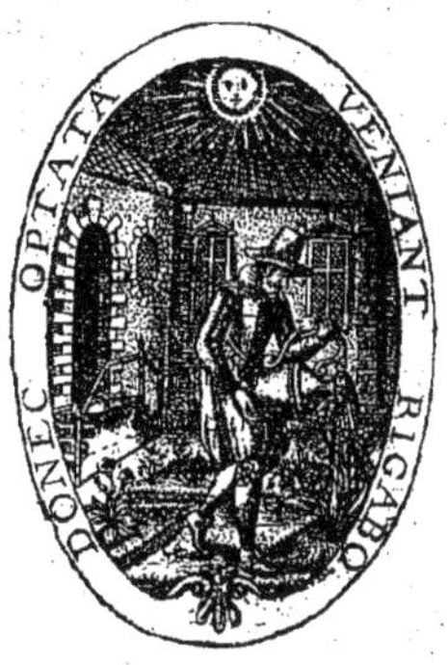

Tours, imprimerie E. Arrault et Cie.

www.ingramcontent.com/pod-product-compliance
Ingram Content Group UK Ltd.
Pitfield, Milton Keynes, MK11 3LW, UK
UKHW022357090726
13658UKWH00002B/688